现代中医临床高级参考书

中医各家学说教学参考书

张锡纯用药心法丛书

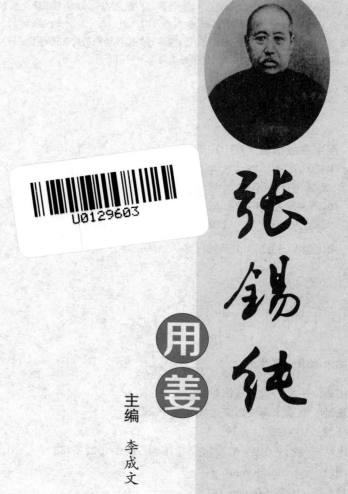

张锡纯

用姜

主编 李成文

中国医药科技出版社

内 容 提 要

本书汇集张锡纯临证用姜（包括生姜、干姜）的理、法、方、药、医案与医话，辑姜（包括生姜、干姜）方剂 60 首、医案百余则，医案涉及内、妇、儿、外、五官等 48 种病证。可作为中医各家学说辅导参考用书，也适合临床、文献研究者对张锡纯使用的药物进行专题研究参考之用，更适合中医各科临床工作者、中医爱好者系统研究学习张锡纯用药经验之用。

图书在版编目（CIP）数据

张锡纯用姜 / 李成文主编 . — 北京：中国医药科技出版社，2016.10
（张锡纯用药心法丛书）
ISBN 978-7-5067-8628-7

Ⅰ . ①张… Ⅱ . ①李… Ⅲ . ①姜 – 中药疗法 Ⅳ . ① R282.71

中国版本图书馆 CIP 数据核字（2016）第 195076 号

美术编辑 陈君杞

出版 中国医药科技出版社
地址 北京市海淀区文慧园北路甲 22 号
邮编 100082
电话 发行：010 – 62227427 邮购：010 – 62236938
网址 www.cmstp.com
规格 710 × 1000mm $\frac{1}{16}$
印张 10 $\frac{1}{4}$
字数 120 千字
版次 2016 年 10 月第 1 版
印次 2020 年 3 月第 2 次印刷
印刷 北京市密东印刷有限公司
经销 全国各地新华书店
书号 ISBN 978-7-5067-8628-7
定价 28.00 元

编 委 会

前　言

　　张锡纯（1860～1933年）是清末民初著名医学家，学验俱丰。他从1918年到1933年历经15年时间，总结了自己学习、研究中医的心得体会与临床经验，编纂完成《医学衷中参西录》一书。内容包括医方、病证、药解、医论、医话随笔、伤寒等部分，还有大量详细记录其临证精华的医案夹杂其中。该书重视理论，阐发配伍，详述医案，活用经方，化裁古方，创制新方，擅长小方，精研药性，强调生用，善投大剂，喜用对药，注重用法，一经问世，即洛阳纸贵，对后世产生了巨大的影响。

　　《医学衷中参西录》采用方中夹案、病中夹案、药中夹案、论中夹案、医话随笔中夹案，方后附案、病后附案、药后附案、论后附案、医话随笔后附案，案中论方、案中论药、案中论病、案中论理，方中论病、方中论理、方中论药，药中论理、药中论方、药中论病、药后附案，论中夹药、论中夹方、论中夹病、论中夹案、论后附案，杂谈随笔其他中论理、杂谈随笔其他中论方、杂谈随笔其他中论药、杂谈随笔其他中夹案、杂谈随笔其他中附案等编写方法，因撰写时间跨度长达15年，体例不一，随写随刊，分五次出版，这导致同一内容分散于多个篇章，给后人系统阅读和掌握张锡纯的学术思想与临证用药心法带来了诸多不便。

　　本丛书共10本，其中9本分别从石膏、人参、山药、山茱萸、黄芪、桂（桂枝、肉桂）、赭石、姜、龙牡（龙骨、牡蛎）的角度来写，以药为纲，以点带面，将同一味中药在张锡纯行医的不同时期、分散在书中不同位置的相关应用收集到一起，包括功效、用法、配伍、相关方剂和医案，以期通过专药专题的形式学习张锡纯用药经验，实现对《医学衷中参西录》一书的全面梳理和学习。另外1本《张锡纯用小方》是以方为纲，以临证医案为核心，系统地总结了张锡纯用小方思路的特色，有利于学习与掌握其应用小方的配伍规律与用药经验。希望这种重构类编性质的编排方式，能够帮助读者对经典著作《医学衷中参西录》有一个清晰、系统、全面的认识，从而更好地学习和继承。

丛书遵从以经解经，内容完全出自《医学衷中参西录》一书，最大限度地反映张锡纯本人的经验论述，不添加任何现代人的观点和评价，希望读者读来能有原汁原味、酣畅淋漓的感觉。另外，凡入药成分涉及国家禁猎和保护动物的（如犀角、虎骨等），为保持古籍原貌，原则上不改。但在临床运用时，应使用相关的替代品。

承蒙中国医药科技出版社、《中医各家学说》精编教材编委会、中华中医药学会名医学术思想研究分会的大力支持，使本书得以付梓。

限于作者水平，不当之处敬请斧正。

李成文

于 2016 年孟夏

编写说明

  本书是作者在长期研读《医学衷中参西录》及编纂《中医学术流派医案·张锡纯医案》的基础上，对张锡纯临证用姜（包括生姜、干姜）的理、法、方、药、医案与医话等进行全面梳理，分类归纳，总结药性功效，配伍规律，汇录方剂，集腋医案，纂成本书，四易其稿。以药为纲，以方为目，以临证医案为核心，涵盖内、外、妇、儿各科疾病。具体内容如下：

  1. 药效与用法，包括性味、归经、功效、主治、配伍、剂量、用法、禁忌等。

  2. 姜（包括生姜、干姜）方剂分为组成、主治、加减、用法、方论等，按音序排列。方论涵盖经论、病机阐发、辨证思路、方义分析、用药心得、药药配伍、药方配伍、中西药配伍、药药鉴别、方方鉴别、证证鉴别、前人用药得失评价等。对少数没有方名的方剂根据具体情况给予新的方名，所加内容均注明"编者注"，以示区别。原方剂组成中虽无，但随证加减中应用该药极具特色者，也酌情选用。医案及论述中所用方剂没有药物组成者，为方便对原文的理解，均用括号注明原方剂药物组成、煎煮与应用方法、主治病证等。

  3. 医案，汇集《医学衷中参西录》中全部用姜的医案，包括张氏所治医案、其子与门徒所治医案、指导他人用药医案、他人用其方药所治医案，及张氏摘录历代名医应用姜的医案。非张氏所治医案均在案末注明"本案为他人所治，编者注"。出自不同章节的同一医案只取其一，于案后注明另一医案的出处，便于读者相互合参，有利于掌握其处方用药特点。

  张锡纯用姜医案按内科、妇科、儿科、外科、五官科分类，14 岁及以下归入儿科。内科医案按肺病、心病、脾胃病、肝胆病、肾病、其他杂病排序；妇科医案按月经病、妊娠病、产后病、杂病排序；儿科医案参考内科排序。所有选录内容全部出自《医学衷中参西录》，只对原文归纳综合，并标明出处，不妄评其内容，使其能尽量原汁原味地反映张锡纯临证用姜的心得。

4．对于必须说明的问题，采用加编者注的形式用括号标注。

本书系统总结了张锡纯用姜的临证经验与心得，希望对进一步挖掘中医学宝库、提高临床疗效、发扬光大中医学具有重要的现实意义和深远的历史意义。

编　者

2016 年孟夏

目 录

张锡纯
用姜

第一章　药效与用法

第一节　药性功效

将鲜姜种于地中，秋后剖出，去皮晒干为干姜；将姜上所生之芽种于地中，秋后剖出其当年所生之姜为生姜。是以干姜为母姜，生姜为子姜，干姜老而生姜嫩也。(《医学衷中参西录·生姜解》)

一、生姜

为生姜系嫩姜，其味之辛、性之温，皆亚于干姜，而所具生发之气则优于干姜，故能透表发汗。……能解半夏毒及菌蕈诸物毒。食料中少少加之，可为健胃进食之品。(《医学衷中参西录·生姜解》)

用生姜宣三焦少阳之气。(《医学衷中参西录·治伤寒方·加味桂枝代粥汤》)

二、干姜

干姜，味辛，性热。为补助上焦、中焦阳分之要药。为其味至辛，且具有宣通之力。(《医学衷中参西录·干姜解》)

徐灵胎曰：凡味厚之药主守，气厚之药主散，干姜气味俱浓，故散而能守。夫散不全散，守不全守，则旋转于经络脏腑之间，驱寒除湿、和血通气所必然矣，故性虽猛峻，不妨服食。(《医学衷中参西录·干姜解》)

陈修园曰：干姜气温，禀厥阴风木之气，若温而不烈，则气归平和而属土矣。味辛得阳明燥金之味，若辛而不偏，则金能生水而转润矣，故干姜为脏寒之要药也。胸中者肺之分也，肺寒则金失下降之性，气壅于胸中而满也。满则气上，所以咳逆上气之证生焉。其主之者辛散温行也。中者土也，土虚则寒，而此能温之，止血者（多指下血而言，若吐血衄血亦间有因寒者，必与赭石同用方妥），以阳虚阴必走，得暖则血自归经也。出汗者，辛温能发散也，逐风湿痹者，治寒邪之留于筋骨也。治肠澼下利者，除寒邪之陷于肠胃也。以上诸主治，皆取其雄烈之用，如孟子所谓刚大浩然之气，塞乎天地之间也。生则辛味浑全，故又申言之曰，生者尤良。即《金匮》治肺痿用甘草干姜汤，自注炮用，以肺虚不能骤受过辛之味，炮之使辛味稍减，亦一时之权宜，非若后世炮黑炮炭，全失姜之本性也。（《医学衷中参西录·干姜解》）

干姜温脾肺是治咳之来路，来路清则咳之源绝矣。（《医学衷中参西录·五味子解》）

第二节　配伍

一、生姜配伍

与大枣同用，善和营卫，盖借大枣之甘缓，不使透表为汗，唯旋转于营卫之间，而营卫遂因之调和也。其辛散之力，善开痰理气，止呕吐，逐除一切外感不正之气。若但用其皮，其温性稍减，又善通利小便。（《医学衷中参西录·生姜解》）

大枣味甘微辛，性温，其津液浓厚滑润，最能滋养血脉，润泽肌肉，强健脾胃，固肠止泻，调和百药，能缓猛药健悍之性，使不伤脾胃。……若与生姜并用，为调和营卫之妙品，是以桂枝汤、柴胡汤诸方用之。（《医学衷中参西录·大枣解》）

周伯度曰：生姜味辛色黄，由阳明入卫；大枣味甘色赤，由太阴入营。其能入营由于甘中有辛，唯能甘守之力多，得生姜乃不至过守；生姜辛通之力多，得大枣乃不至过通，二药并用所以为和营卫主剂。(《医学衷中参西录·大枣解》)

陈古愚曰：桂枝辛温，阳也。芍药苦平，阴也。桂枝又得生姜之辛同气相求，可恃之以调周身之阳气。芍药而得大枣、甘草之甘，则甘苦化合可恃之以滋周身之阴液。既取大补阴阳之品，养其汗源为胜邪之本，又啜粥以助之，取水谷之津以为汗，汗后毫不受伤，所谓立身于不败之地，以图万全也。

按：此解甚超妙，而于啜粥之精义，犹欠发挥。如谓取水谷之津以为汗，而人无伤损，他发汗药何以皆不啜粥？盖桂枝汤所主之证，乃外感兼虚之证，所虚者何？胸中大气是也。《内经》曰："谷始入于胃，其精微者，先出于胃之两焦，以溉五脏，而其大气之抟而不行者，积于胸中，命曰气海。"由斯观之，大气虽本于先天，实赖后天水谷之气培养而成。桂枝汤证，既因大气虚损，致卫气漫散，邪得越卫而侵营，故于服药之后，即啜热粥，能补助胸中大气以胜邪，兼能宣通姜、桂以逐邪，此诚战则必胜之良方也。乃后世医者忽不加察，虽用其方，多不啜粥，致令服后无效，病转深陷，故王清任《医林改错》深诋桂枝汤无用。非无用也，不啜粥故也。是以愚用此方时，加黄芪升补大气，以代粥补益之力，防风宣通营卫，以代粥发表之力，服后啜粥固佳，即不啜粥，亦可奏效。而又恐黄芪温补之性，服后易至生热，故又加知母，以预为之防也。(《医学衷中参西录·治伤寒方·加味桂枝代粥汤》)

生姜与芍药并用又善调寒热之互相凝滞。(《医学衷中参西录·论痫证治法》)

芍药善利小便，即善行水，且与生姜同用，又能调和营卫，使周身之气化流通也。(《医学衷中参西录·治癃闭方·鸡胵汤》)

又陈修园曰：芍药苦平破滞，本泻药非补药也。若与甘草同用，则为滋阴之品；与生姜、大枣、桂枝同用，则为和营卫之品；与附子、干姜同用，则能收敛元阳，归根于阴，又为补肾之品。本非补药，昔贤往往取为补药之主，其旨微矣。

按：此论甚精，能示人用药变化之妙，故连类及之。(《医学衷中参西录·治喘息方·滋培汤》)

用桂枝加芍药汤，以太阳营卫之陷邪可举者，有姜、桂调而举之。(《医学衷中参西录·太阴病坏证桂枝加芍药汤及桂枝加大黄汤证》)

二、干姜配伍

干姜，味辛，性热。为补助上焦、中焦阳分之要药。为其味至辛，且具有宣通之力，与厚朴同用，治寒饮堵塞胃脘，饮食不化；与桂枝同用，治寒饮积于胸中，呼吸短气；与黄芪同用，治寒饮渍于肺中，肺痿咳嗽；与五味子同用，治感寒肺气不降，喘逆迫促；与赭石同用，治因寒胃气不降，吐血、衄血；与白术同用，治脾寒不能统血，二便下血，或脾胃虚寒，常作泄泻；与甘草同用，能调其辛辣之味，使不刺激，而其温补之力转能悠长。《本经》谓其逐风湿痹，指风湿痹之偏于寒者而言也，而《金匮》治热瘫痫，亦用干姜，风引汤中与石膏、寒水石并用者是也。此乃取其至辛之味，以开气血之凝滞也。有谓炮黑则性热，能助相火者，不知炮之则味苦，热力即减，且其气轻浮，转不能下达。观后所引陈氏释《本经》之文自明。(《医学衷中参西录·干姜解》)

盖桂枝、干姜并用，善补少阴君火。(《医学衷中参西录·论人身君火相火有先后天之分》)

太阴自少阳传来原无寒证，乃有其脏本素有寒积，经外感传入而触发之，致太阴外感之证不显，而唯显其内蓄之寒凉以为病者，是则不当治外感，唯宜治内伤矣。

《伤寒论》原文：自利不渴者，属太阴，以其脏有寒故也，当温之，宜四逆辈。

陈修园曰：自利者，不因下而利也。凡利则津液下注，多见口渴，唯太阴湿土之为病不渴，至于下利者当温之，而浑言四逆辈，所包括之方原甚广。

王和安谓：温其中兼温其下宜四逆，但温其中宜理中、吴茱萸，寒结宜大建中汤；湿宜真武汤，渴者宜五苓散，不渴而滑宜赤石脂禹余粮汤。而愚则谓甘草干姜汤、干姜附子汤、茯苓四逆汤诸方，皆可因证选用也。(《医学衷中参西录·太阴病宜四逆辈诸寒证》)

且干姜性热，朴硝性寒，二药并用，善开寒火之凝滞。(《医学衷中参西录·治燥结方·赭遂攻结汤》)

乃既用干姜之热，复用芍药之凉，且用干姜而更用生姜者何也？答曰：脾胃与肝胆，左右对待之脏腑也。肝胆属木，中藏相火，其性恒与热药不宜。用芍药者，所以防干姜之热力入肝也。且肝为藏血之脏，得芍药之凉润者以养之，则宁谧收敛而血不妄行。更与生姜同用，且能和营卫，调经络，引血循经，此所以用干姜又用生姜也。(《医学衷中参西录·治吐衄方·温降汤》)

即用甘草协同人参、干姜，以助中焦之阳。(《医学衷中参西录·治癃闭方·加味苓桂术甘汤》)

古人之方，恒大寒大热并用。如《伤寒论》栀子干姜汤，栀子、干姜并用；附子泻心汤，附子、黄连并用；生姜泻心汤、甘草泻心汤，皆干姜、黄连并用。又如《金匮》风引汤、小青龙加石膏汤，皆干姜、石膏并用。(《医学衷中参西录·复相臣哲嗣毅武书》)

五味子性温，五味俱备，酸、咸居多。其酸也能敛肺，故《本经》谓"主咳逆上气"；其咸也能滋肾，故《本经》谓其"强阴益男子精"。其酸收之力，又能固摄下焦气化，治五更泄泻，梦遗失精及消渴小便频数，或饮一溲一，或饮一溲二。其至酸之味，又善入肝，肝开窍于目，故五味子能敛瞳子散大。然其酸收之力甚大，若咳逆上气挟有外感者，须与辛散之药同用（若干姜、生姜、麻黄、细辛诸药），方能服后不至留邪。

邹润安曰：《伤寒论》中凡遇咳者，总加五味子、干姜，义甚深奥，经云"脾气散精，上归于肺"，是故咳虽肺病，而其源实主于脾，唯脾家所散上归之精不清，则肺家通调水道之令不肃，后人治咳但知润肺消痰，不知润肺则肺愈不清，消痰则转能伤脾，而痰之留于肺者究莫消也。干姜温脾肺是治咳之来路，来路清则咳之源绝矣；五味使肺气下归于肾是治咳之去路，去路清则气肃降矣。合两药而言，则为一开一阖，当开而阖是为关门逐盗；当阖而开则恐津液消亡，故小青龙汤及小柴胡汤、真武汤、四逆散之兼咳者皆用之，不嫌其表里无别也。(《医学衷中参西录·五味子解》)

陈修园曰：干姜以司肺之辟，五味以司肺之阖，细辛以发动其阖辟活动之机，小青龙汤中，当以此三味为主，故他药皆可加减，此三味则缺一不可。(《医学衷中参西录·治伤寒方·小青龙汤解》)

外感之证，皆忌用五味，而兼痰嗽者尤忌之，以其酸敛之力甚大，能将外感之邪锢闭肺中而终身成痨嗽也。唯与干姜并用，济之以至辛之味，则分毫无碍。(《医学衷中参西录·治伤寒方·小青龙汤解》)

痢证间有凉者，然不过百中之一耳，且又多系纯白之痢。又必脉象沉迟，且食凉物，坐凉处则觉剧者。治以干姜、白芍、小茴香各三钱，山楂四钱，生山药六钱，一两剂即愈。(《医学衷中参西录·治痢方·通变白虎加人参汤》)

桂枝加芍药汤、桂枝加大黄汤，均重用芍药泄血分之热也。(《医学衷中参西录·太阴病坏证桂枝加芍药汤及桂枝加大黄汤证》)

桂枝原为平肝(木得桂则枯，且其味辛属金，金能制木也)和脾(气香能醒脾，辛温之性，又善开脾瘀)之圣药，而辅以芍药、甘草、姜、枣，又皆为柔肝扶脾之品，是桂枝汤一方，若免去啜粥，即可为治太阴病之正药也。(《医学衷中参西录·太阴病坏证桂枝加芍药汤及桂枝加大黄汤证》)

理中汤用白术、干姜，燥水湿以散寒也。(《医学衷中参西录·太阴病

坏证桂枝加芍药汤及桂枝加大黄汤证》）

甘草，性微温，其味至甘，得土气最全。……与干姜同用，能逗留其热力使之绵长，仲景有甘草干姜汤。（《医学衷中参西录·甘草解》）

陈修园曰：附子主寒湿，诸家俱能解到，而仲景用之，则化而不可知之谓神。且夫人之所以生者阳也，亡阳则死。亡字分二音，一无方切，音忘，逃也，即《春秋传》"出亡"之义；一微夫切，音无，无也，《论语》"亡而为有"，《孟子》"问有余，曰亡矣"之义也。误药大汗不止为亡阳，如唐之幸蜀，仲景用四逆汤、真武汤等法以迎之；吐利厥冷为亡阳，如周之守府，仲景用通脉四逆汤、姜附汤以救之。且太阳之标阳外呈而发热，附子能使之交于少阴而热已，少阴之神机病，附子能使自下而上而脉生，周身通达而厥愈。合苦甘之芍、草而补虚，合苦淡之苓、芍而温固，玄妙不能尽述。

按：其立法与《本经》之说不同，岂仲景之创见欤？然《本经》谓气味辛温有大毒七字，仲景即于此悟出附子大功用。温得东方风木之气，而温之至则为热，《内经》所谓"少阴之上君火主之"是也；辛为西方燥金之味，而辛之至则反润，《内经》所谓"辛以润之"是也。凡物性之偏处则毒，偏而至于无可加处则大毒，因大毒二字，知附子之温为至极，辛为至极也。仲景用附子之温有二法，杂于苓、芍、甘草中，杂于地黄、泽泻中，如冬日可受，补虚法也；佐以姜、桂之热，佐以麻、辛之雄，如夏日可畏，救阳法也。用附子之辛又有三法，桂枝附子汤、桂枝附子去桂加白术汤、甘草附子汤，辛燥以祛除风湿也；附子汤、芍药甘草附子汤，辛润以温补水脏也；若白通汤、通脉四逆汤、加人尿猪胆汁汤，则取西方秋收之气，得复元阳而有大封大固之妙矣。（《医学衷中参西录·附子、乌头、天雄解》）

厚朴味苦辛，性温。治胃气上逆，恶心呕哕，胃气郁结胀满疼痛，为温中下气之要药。为其性温味又兼辛，其力不但下行，又能上升外达，故《本经》谓其主中风伤寒头痛，《金匮》厚朴麻黄汤，用治咳而

脉浮。……与姜、术并用，善开寒痰凝结。(《医学衷中参西录·厚朴解》)

更有五更泻证，服他药不效，而放胆服硫黄即愈者。又间有本系因寒作泻，服硫黄而泻转剧者，唯与干姜、白术、五味等药同用，则确能治因寒作泻而无更泻之弊。(《医学衷中参西录·论痢证治法》)

治吐衄之证，当以降胃为主，而降胃之药，实以赭石为最效。然胃之所以不降，有因热者，宜降之以赭石，而以蒌仁、白芍诸药佐之；其热而兼虚者，可兼佐以人参；有因凉者，宜降以赭石，而以干姜、白芍诸药佐之（因凉犹用白芍者，防干姜之热侵肝胆也，然吐衄之证，由于胃气凉而不降者甚少）；其凉而兼虚者，可兼佐以白术。(《医学衷中参西录·赭石解》)

第三节　禁忌

孕妇食之，令儿生支指。疮家食之，致生恶肉，不可不知。(《医学衷中参西录·生姜解》)

外感痰喘，宜投以《金匮》小青龙加石膏汤。若其外感之热，已入阳明之腑，而小青龙中之麻、桂、姜、辛诸药，实不宜用。(《医学衷中参西录·石膏解》)

第二章　方　剂

白通加猪胆汁汤

［**组成**］葱白四茎　干姜一两　附子生用，去皮，破八片，一枚　人尿五合　猪胆汁一合

［**用法**］以上五味，以水三升，煮取一升，去滓，纳胆汁、人尿，和令相得，分温再服。若无胆汁，亦可用。

［**方论**］《伤寒论》原文：少阴病，下利，脉微者，与白通汤。利不止，厥逆无脉，干呕烦者，白通加猪胆汁汤主之。服汤，脉暴出者死，微续者生。

张令韶曰：脉始于足少阴肾，主于手少阴心，生于足阳明胃。少阴下利脉微者，肾中之生阳不升也，与白通汤以启下陷之阳，若利不止、厥逆无脉、干呕烦者，心无所主、胃无所生、肾无所始也。白通汤三面俱到，加猪胆汁、人尿，调和后入，生气俱在，为效倍速，苦咸合为一家，入咽之顷，苦先入心，即随咸味而直交于肾，肾得心君之助，则生阳之气升。又有附子在下以启之，干姜从中以接之，葱白在上以通之，利止厥回，不烦不呕，脉可微续，危证必仗此大力也。若服此汤后，脉不微续而暴出，灯光回焰，药亦无如之何矣。

按：此节较前节所言之病为又重矣。而于白通汤中加人尿、猪胆汁，即可挽回者，此中原有精微之理在也。人尿原含有脏腑自然之生气。愚友毛仙阁之侄病霍乱，六脉皆闭，两目已瞑，气息已无，舁诸床上，仙阁以手掩其口鼻觉仿佛仍有呼吸，灌水少许，似犹知下咽。乃急

用现接之童便，和朱砂细末数分灌之，须臾顿醒，则人尿之功效可知矣。至于猪胆汁，以人之生理推之，原少阳相火之所寄生，故其味甚苦，此与命门相火原有先后天之分，当此元阳衰微、命门相火将绝之时，而以后天助其先天，西人所谓脏器疗法也。且人尿与猪胆汁之性皆凉，加于热药之中以为引导，则寒凉凝聚之处自无格拒，此又从治之法也。

其脉暴出者，提纲中以为不治，以其将脱之脉象已现也。而愚临证数十年，于屡次实验中，得一救脱之圣药，其功效远过于参芪，而自古至今未有发明，其善治脱者其药非他，即山萸肉一味大剂煎服也。盖无论上脱、下脱、阴脱、阳脱、奄奄一息，危在目前者，急用生净萸肉（药房中恒有将酒浸萸肉蒸熟者，用之无效）三两，急火煎浓汁一大碗，连连温饮之，其脱即止，脱回之后，再用萸肉二两，生怀山药一两，真野台参五钱煎汤一大碗，复徐徐温饮之，暴脱之证约皆可救愈。想此节所谓脉暴出者用之亦可愈也。夫以愚之管窥蠡测，较之仲师何异萤火之比皓月！然吾人生古人之后，贵发古人所未发，不可以古人之才智囿我，实贵以古人之才智启我，然后能于医学有进步也。（《医学衷中参西录·少阴病白通汤证及白通加猪胆汁汤证》）

白通汤

[组成] 葱白四茎　干姜一两　附子生用，去皮，破八片，一枚

[用法] 上三味，以水三升，煮取一升，去滓，分温再服。

[方论]《伤寒论》原文：少阴病，下利，白通汤主之。

下利固系少阴有寒，然实与脾胃及心脏有关，故方中用附子以暖肾，用干姜以暖脾胃，用葱白以通心肾之气，即引心君之火下济（天道下济而光明），以消肾中之寒也。（《医学衷中参西录·少阴病白通汤证及白通加猪胆汁汤证》）

柏叶汤

[**方论**] 又《金匮》有柏叶汤方，为治因寒气逆以致吐血者之良方也。故其方中用干姜、艾叶以暖胃，用马通汁以降胃，然又虑姜、艾之辛热，宜于脾胃，不宜于肝胆，恐服药之后，肝胆所寄之相火妄动，故又用柏叶之善于镇肝且善于凉肝者（柏树之杪向西北，得金水之气，故善镇肝凉肝）以辅之。此所谓有节制之师，先自立于不败之地，而后能克敌致胜也。至后世薛立斋谓，因寒吐血者，宜治以理中汤加当归，但知暖胃，不知降胃，并不知镇肝凉肝，其方远逊于柏叶汤矣。然此时有喜服西药，恒讥中药为不洁，若杂以马通汁，将益嫌其不洁矣，是以愚另拟健胃温降汤以代之也。（《医学衷中参西录·论吐血衄血之原因及治法》）

半夏厚朴汤

[**组成**] 半夏　厚朴　茯苓　生姜　苏叶

[**加减**] 愚用此方时，恒加赭石数钱。

[**方论**] 又咽喉两旁微高处，西人谓之扁桃腺，若红肿西人谓之扁桃腺炎。若其处屡次红肿，渐起疙瘩，服清火药则微消，或略有感冒，或稍有内热复起者，此是扁桃腺炎已有根蒂，非但服药所能愈，必用手术割去之，再投以清火消肿之药，始能除根。若不割去，在幼童可累其身体之发达。

《金匮》谓妇人咽中如有炙脔（吐之不出吞之不下，俗谓之梅核气病），此亦咽喉证之一也。

按：此证注疏家谓系痰气阻塞咽喉之中，然此证实兼有冲气之冲也。原方半夏厚朴汤主之，是以半夏降冲，厚朴开气，茯苓利痰，生姜、苏叶以宣通其气化。愚用此方时，恒加赭石数钱，兼针其合谷，奏效更速（此证不但妇人，男子亦间有之）。（《医学衷中参西录·详论咽喉证治法》）

大柴胡汤

[**组成**] 柴胡半斤　黄芩三两　芍药三两　半夏洗, 半升　生姜切, 五两　枳实炙, 四两　大枣擘, 十二枚

[**用法**] 上七味, 以水一斗二升, 煮取六升, 去滓再煎, 温服一升, 日三服。一方用大黄二两。

[**方论**] 陈修园曰: 此方若不加大黄, 恐不能为大柴胡汤, 此乃少阳之枢并于阳明之阖, 故用大黄以调胃。

陈古愚曰: 凡太阳之气逆而内干, 必借少阳之枢转而外出者, 仲景名为柴胡证。但小柴胡证心烦, 或胸中烦, 或心下悸, 重在于胁下苦满; 而大柴胡证, 不在胁下, 而在心下, 曰心下急, 郁郁微烦, 曰心下痞硬, 以此为别。小柴胡证, 曰喜呕, 曰或胸中烦而不呕; 而大柴胡证, 不但呕而且呕吐, 不但喜呕而且呕不止, 又以此为别。所以然者, 太阳之气不从枢外出, 反从枢内入, 干于君主之分, 视小柴胡证颇深也。方用芍药、黄芩、枳实、大黄者, 以病势内入, 必取苦泄之品, 以解在内之烦急也。又用柴胡、半夏以启一阴一阳之气, 生姜、大枣以宣发中焦之气。盖病势虽已内入, 而病情仍欲外达, 故制此汤还借少阳之枢而外出, 非若承气之上承热气也。

愚按: 此方无大黄者非原方, 即加大黄亦疑非原方, 以其病当屡下之余, 虽柴胡证仍在, 其气分必有伤损, 况又减去人参, 复大黄、枳实并用, 既破其血, 又破其气, 纵方中有柴胡, 犹能治其未罢之柴胡证乎? 盖大黄虽为攻下之品, 然偏于血分, 仍于气分无甚伤损, 即与柴胡无甚龃龉, 至枳实能损人胸中最高之气, 其不宜与柴胡并用明矣。愚想此方当日原但加大黄, 后世用其方者, 畏大黄之猛烈, 遂易以枳实, 迨用其方不效, 不得不仍加大黄, 而竟忘去枳实, 此大柴胡或有大黄或无大黄, 以致用其方者恒莫知所从也。以后凡我同人, 有用此方者, 当以加大黄去枳实为定方矣。究之, 古今之气化不同, 人身之强弱因之各

异，大柴胡汤用于今日，不唯枳实不可用，即大黄亦不可轻用。(《医学衷中参西录·论大柴胡汤证》)

大青龙汤

[**组成**] 麻黄去节，六两　桂枝去皮，二两　甘草炙，二两　杏仁去皮、尖，五十个　生姜切，三两　大枣擘，十二枚　石膏碎，如鸡子大（如鸡子大当有今之三两）

[**用法**] 上七味，以水九升，先煮麻黄，减二升，去上沫，纳诸药，煮取三升，去滓，温服一升，取微似汗。汗出多者，温粉扑之。一服汗者，停后服。汗多亡阳遂虚，恶风烦躁，不得眠也。

[**方论**] 按：此大青龙汤所主之证，原系胸中先有蕴热，又为风寒锢其外表，致其胸中之蕴热有蓄极外越之势。而其锢闭之风寒，而犹恐芍药苦降酸敛之性，似于发汗不宜，而代以石膏，且多用之以厚其力，其辛散凉润之性，既能助麻、桂达表，又善化胸中蕴蓄之热为汗，随麻、桂透表而出也，为有云腾致雨之象，是以名为大青龙也。至于脉微弱，汗出恶风者，原系胸中大气虚损，不能固摄卫气，即使有热亦是虚阳外浮，若误投以大青龙汤，人必至虚者益虚，其人之元阳因气分虚极而欲脱，遂致肝风萌动而筋惕肉瞤也。夫大青龙汤既不可用，遇此证者自当另有治法，拟用生黄芪、生杭芍各五钱，麻黄钱半，煎汤一次服下，此用麻黄以逐其外感，黄芪以补其气虚，芍药以清其虚热也。为方中有黄芪以补助气分，故麻黄仍可少用也。若其人已误服大青龙汤，而大汗亡阳，筋惕肉瞤者，宜去方中麻黄加净萸肉一两。

其三十九节原文云：伤寒，脉浮缓，身不疼，但重，乍有轻时，无少阴证者，大青龙汤发之。细思此节之文，知所言之证原系温病，而节首冠以伤寒二字者，因中风、温病在本书之定例，均可名为伤寒也。凡外感之脉多浮，以其多兼中风也。前节言伤寒脉浮紧，是所中者为溧冽之寒风，是中风兼伤寒也。后节言伤寒脉浮缓，知所中者非溧冽之寒风，当为柔和之温风，既中柔和之温风，则即成风温矣。是以病为伤寒，必胸中烦躁而后可用石膏，至温病其胸中不烦躁，亦恒可用石膏，且其身不疼但重，伤寒第六节温病提纲中，原明言身重此明征也。况其证乍有轻时，若在伤寒必不复重用石膏，唯温病虽有轻时，亦可重用石膏。又伤寒初得有少阴证，若温病则始终无少阴证（少阴证有寒有热，此言无少阴证，指少阴之寒证而言，少阴寒证断不可用大青龙汤，至少阴热证，原为伏气化热窜入少阴，虽在初得亦可治以大青龙汤，此又不可不知），此尤不为伤寒而为温病之明征也。由此观之，是此节原为治温病者说法，欲其急清燥热以存真阴为先务也。至愚用此方治温病时，恒以薄荷代方中桂枝，尤为稳妥。

凡发汗所用之药，其或凉或热，贵与病适宜。其初得病寒者宜用热药发其汗，初得病热者宜用凉药发其汗。如大青龙汤证，若投以麻黄汤则以热济热，恒不能出汗，即或出汗其病不唯不解，转益增烦躁，唯于麻、桂汤中去芍药，重加石膏多于麻、桂数倍，其凉润轻散之性，与胸中之烦躁化合自能作汗，矧有麻黄之善透表者以助之，故服后覆杯之顷，即可周身得汗也。曾治一人，冬日得伤寒证，胸中异常烦躁，医者不识为大青龙汤证，竟投以麻黄汤，服后分毫无汗，胸中烦躁益甚，自觉屋隘莫能容，诊其脉洪滑而浮，治以大青龙汤，为加天花粉八钱，服后五分钟，周身汗出如洗，病若失。

或问：服桂枝汤者，宜微似有汗，不可令如水流漓，病必不除；服麻黄汤者，覆取微似汗，知亦不可令汗如水流漓也。今于大青龙汤中加花粉，服汤后竟汗出如洗而病若失者，何也？答曰：善哉问也，此中原有妙理，非此问莫能发之。凡伤寒、温病，皆忌伤其阴分，桂枝汤证与麻黄汤证，禁过发汗者恐伤其阴分也。至大青龙汤证，其胸中蕴有燥热，得重量之石膏则化合而为汗，其燥热愈深者，化合之汗愈多，非尽量透发于外，其燥热即不能彻底清肃，是以此等汗不出则已，出则如时雨沛然莫可遏抑。盖麻黄、桂枝等汤，皆用药以祛病，得微汗则药力即能胜病，是以无事过汗以伤阴分。至大青龙汤乃合麻、桂为一方，又去芍药之酸收，益以石膏之辛凉，其与胸中所蕴之燥热化合，犹如冶红之铁沃之以水，其热气自然蓬勃四达，此乃调燮其阴阳，听其自汗，此中精微之理，与服桂枝、麻黄两汤不可过汗者，迥不侔也。

或问：大青龙汤证，当病之初得何以胸中即蕴此大热？答曰：此伤寒中伏气化热证也（温病中有伏气化热，伤寒中亦有伏气化热）。因从前所受外寒甚轻，不能遽病，唯伏藏于三焦脂膜之中，阻塞升降之气化，久而化热，后又因薄受外感之激动，其热陡发，窜入胸中空旷之腑，不汗出而烦躁，夫胸中原为太阳之腑（胸中及膀胱皆为太阳之腑，其理详六经总论中），为其犹在太阳，是以其热虽甚而仍可汗解也。(《医学衷中参西录·太阳病大青龙汤证》)

当归四逆加吴茱萸生姜汤

[**组成**] 当归三两　桂枝去皮，三两　芍药三两　细辛三两　大枣擘，二十五枚　甘草炙，二两　通草二两　吴茱萸二升　生姜切，半斤

[**用法**] 以水六升、清酒六升和，煮取五升，去滓，分温五服。

[**方论**]《伤寒论》原文：手足厥寒，脉细欲绝者，当归四逆汤主之。若其人内有久寒者，宜当归四逆加吴茱萸生姜汤。

沈尧封曰：叔和释脉法，细极谓之微，即此之脉细欲绝，即与脉微相浑。不知微者，薄也，属阳气虚，细者小也，属阴血虚，薄者未必小，小者未必薄也。盖荣行脉中，阴血虚则实其中者少，脉故小；卫行脉外，阳气虚则约乎外者怯，脉故薄。况前人用微字，多取薄字意，试问：微云淡河汉，薄乎？细乎？故少阴论中脉微欲绝，用通脉四逆主治回阳之剂也。此之脉细欲绝，用当归四逆主治补血之剂也。两脉阴阳各异，岂堪混释！

王和安曰：厥阴经气来自足少阴经，宣于手太阴经，成循环不息之常度。若以血寒自郁于脏，脉象应有弦凝之征。今脉细欲绝，可知少阴经气来源先虚，及复本经受脏寒之感，则虚寒转甚，细而欲绝也。治以

当归四逆汤，意在温肝通郁，而必以桂枝、白芍疏浚经气之源，细辛、通草畅达经气之流，内有凝寒，重加吴萸、生姜，温经通气，仍加入原方以全其用，解此则治经气之定义可三反矣。(《医学衷中参西录·厥阴病当归四逆汤及加吴茱萸生姜汤证》)

葛根汤

[组成] 葛根四两　麻黄去节，三两　桂枝去皮，二两　芍药二两　甘草炙，二两　生姜切，三两　大枣擘，十二枚

[主治] 桂枝加葛根汤是治太阳兼阳明之有汗者。至太阳兼阳明之无汗者，《伤寒论》又另有治法，其方即葛根汤。

[用法] 上七味㕮咀，以水一斗，先煮麻黄、葛根，减六升，去沫，纳诸药，煎取三升，去渣，温服一升，覆取微似汗，不须啜粥，余如桂枝汤法将息及禁忌。

[方论]《伤寒论》原文：太阳病，项背强几几，无汗恶风者，葛根汤主之。

陈古愚曰：桂枝加葛根汤与此汤，俱治太阳经输之病，太阳之经输在背，经云："邪入于输，腰脊乃强。"师于二方皆云治项背几几，几几者，小鸟羽短，欲飞不能飞，而伸颈之象也。但前方治汗出，是邪从肌腠而入输，故主桂枝；此方治无汗，是邪从肤表而入输，故主麻黄。然邪既入输，肌腠亦病，方中取桂枝汤全方加葛根、麻黄，亦肌表两解之治，与桂枝二麻黄一汤同意而用却不同，微乎微乎!(《医学衷中参西录·太阳阳明合病葛根汤证》)

试观葛根汤治项背强几几无汗恶风者，必佐以麻、桂可知也。(《医学衷中参西录·阳明病葛根黄芩黄连汤证》)

桂枝加大黄汤

[组成] 即前方（桂枝三两去皮，芍药六两，甘草二两炙，生姜三两切，大

枣十二枚擘。编者注）加大黄二两。

[**方论**]《伤寒论》原文：本太阳病，医反下之，因而腹满时痛者，属太阴也，桂枝加芍药汤主之；大实痛者，桂枝加大黄汤主之。(《医学衷中参西录·太阴病坏证桂枝加芍药汤及桂枝加大黄汤证》)

桂枝加葛根汤

[**组成**]桂枝去皮，三两　芍药三两　甘草炙，二两　生姜切，三两　大枣擘，十二枚　葛根四两

[**用法**]上六味，以水七升，纳诸药，煮取三升，去滓，温服一升，不须啜粥，余如桂枝法将息及禁忌。

[**方论**]伤寒之传经，自太阳而阳明，然二经之病恒互相连带，不能划然分为两界也。是以太阳之病有兼阳明者，此乃太阳入阳明之渐也，桂枝加葛根汤所主之病是也。

《伤寒论》原文：太阳病，项背强几几（音殳），反汗出恶风者，桂枝加葛根汤主之。

王和安曰：手阳明经，根于大肠出络胃，外出肩背合于督脉，其气由大肠胃外之油膜吸水所化，循本经上出肩背。葛根纯为膜丝管之组织，性善吸水，入土最深，能吸引土下黄泉之水，化气结脂，上升于长藤支络，最与阳明经性切合，气味轻清，尤善解热，故元人张元素谓为阳明仙药也。此方以桂枝汤治太阳中风之本病，加葛根以清解阳明经之兼病，使兼及阳明经之郁热化为清阳，仍以姜、桂之力引之，从太阳所司之营卫而出。至葛根之分量用之独重者，所以监制姜、桂之热不使为弊也。不须啜粥者，以葛根养液无须谷力之助也。伤寒之病手经足经皆有，因手、足之经原相毗连不能为之分清，是以仲景著书，只浑言某经未尝确定其为手为足也。愚于第一课首节中，曾详论之。王氏注解此方，以手经立论，原《伤寒论》中当有之义，勿讶其为特创别说也。

张拱端曰：太阳之经连风府，上头项，挟脊，抵腰，至足，循身

之背。本论论太阳经病约有三样，一头痛，二项强，三背几几。头、项、背三处，一脉相贯，故又有头项强痛，项背强几几之互词，以太阳之经脉，置行于背而上于头，故不限于一处也。读者须知上节只言头痛，是经病之轻证，此节项背强几几，则经脉所受之邪较重。《内经》云："邪入于输，腰脊乃强。"今邪入于太阳之经输，致使项背强几几。察其邪入之路，从风池而入，上不干于脑，而下干于背，故头不痛而项背强也。又据汗出恶风证，是邪不独入经输，且入肌肉，故用桂枝汤以解肌，加葛根以达经输，而疗项背几几之病也。

愚按：太阳主皮毛，阳明主肌肉，人身之筋络于肌肉之中，为其热在肌肉，筋被热铄有拘挛之意，有似短羽之鸟，伸颈难于飞举之状，故以几几者状之也。至葛根性善醒酒（葛花优良，古有葛花解醒汤），其凉而能散可知。且其能鼓胃中津液上潮以止消渴，若用以治阳明之病，是借阳明腑中之气化，以逐阳明在经之邪也，是以其奏效自易也。（《医学衷中参西录·太阳阳明合病桂枝加葛根汤证》）

桂枝加芍药汤

[组成] 桂枝去皮，三两　芍药六两　甘草炙，二两　生姜切，三两　大枣擘，十二枚

[用法] 上五味，以水七升，煮取三升，去滓，分温三服。

[方论]《伤寒论》原文：本太阳病，医反下之，因而腹满时痛者，属太阴也，桂枝加芍药汤主之；大实痛者，桂枝加大黄汤主之。

张拱端曰：太阴脾脏通体连于油网之上，网中之膏油脾所主也。油网布腹中，邪入太阴之网油，故腹满时痛，网油透出躯壳，是生肥肉称肌肉，肌肉与太阳之营卫相接于外，故太阳之邪热可由肌肉而入太阴脾也。用桂枝加芍药汤，以太阳营卫之陷邪可举者，有姜、桂调而举之；不可举者，重加芍药之苦以降之，则满痛可愈。若大实痛者，是膏油受邪过甚，实于其中胰脂化膏之力不足以胜之，故用桂枝加大黄汤，倍

芍药苦降之外，更加大黄助胰脂滑利之性以去膏油之实也。然太阴标阴本湿，只有温汗两法，原无下法，以太阴主湿，湿能濡，无燥结之可下也，今用下行之大黄者何耶？盖大黄虽能下行，亦视所用之轻重为变迁耳。考夫阳明与太阴，俱有满痛证，观阳明之承气汤重用大黄，此处轻用大黄，不独见药之轻重有变迁，更可见阳明与太阴之满痛，其界限又不同。阳明是胃管，胃管内之糟粕，得阳明之燥气，能使结实不大便而满痛，故承气重用大黄以通地道。太阴是脾，脾连油网，在胃管之外网膜膏油中，只能壅水与血而为满痛。理中汤用白术、干姜，燥水湿以散寒也。桂枝加芍药汤、桂枝加大黄汤，均重用芍药泄血分之热也。而桂枝加大黄，虽用大黄，然分两轻于诸药，当从诸药入于太阴脾之网油，不得由大肠径过而下也。例如茵陈蒿汤虽用大黄，其茵陈独多，而大黄随茵陈利湿热由小便出，其理可求矣。

　　张氏此段疏解颇精细，唯于桂枝汤中倍用芍药之理似欠发挥。盖当误下之后，外感之邪固可乘虚而入太阴，究之脾土骤为降下所伤，肝木即乘虚而侮脾土，腹中之满而且痛，实由肝脾之相龃龉也。桂枝原为平肝（木得桂则枯，且其味辛属金，金能制木也）和脾（气香能醒脾，辛温之性，又善开脾瘀）之圣药，而辅以芍药、甘草、姜、枣，又皆为柔肝扶脾之品，是桂枝汤一方，若免去啜粥，即可为治太阴病之正药也。至于本太阳证，因误下病陷太阴，腹满时痛，而独将方中芍药加倍者，因芍药善治腹痛也。试观仲景用小柴胡汤，腹痛者去黄芩加芍药，通脉四逆汤腹痛者，去葱加芍药，此明征也。若与甘草等份同用，为芍药甘草汤，原为仲景复阴之方，愚尝用之以治外感杂证，骤然腹痛（须审其腹痛非凉者），莫不随手奏效。唯其所用之分量，芍药倍于甘草是为适宜。盖二药同用原有化合之妙，此中精微固不易窥测也。且二药如此并用，大有开通之力，则不唯能治腹痛，且能除腹满也。唯此方中芍药加倍为六两，甘草仍为二两，似嫌甘草之力薄弱，服后或难速效，拟将甘草亦加重为三两，应无药性偏重之弊欤。（《医学衷中参西录·太阴病坏证

桂枝加芍药汤及桂枝加大黄汤证》)

桂枝汤

[**组成**] 桂枝去皮，三两　芍药三两　炙甘草二两　生姜三两　大枣擘，
十二枚

[**主治**] 仲景桂枝汤用之以治奔豚上逆。(《医学衷中参西录·复李祝
华书》)

中风为伤寒之诱起，是以太阳篇开始之第一方为桂枝汤，其方原为
治中风而设也。《伤寒论》原文：太阳病，发热，汗出，恶风，脉缓者
（缓脉与迟脉不同，脉搏以一息四至为准，脉迟者不足四至，若缓脉则
至数不改似有懒动之意），名为中风。

[**用法**] 上五味哎咀，以水七升，微火煮取三升，去滓，适寒温，服
一升。须臾，啜热稀粥一升余，以助药力。温覆令一时许，遍体絷絷微
似有汗者益佳，不可令如水流漓，病必不除。若一服汗出病瘥（愈也），
停后服，不必尽剂；若不汗，更服，依前法；又不汗，后服当小促其
间，半日许令三服尽；若病重者，一日一夜服，周时观之。服一剂尽，
病证犹在者，更作服。若汗不出者，乃服至二三剂。禁生冷、黏滑、肉
面、五辛、酒酪、臭恶等物。(《医学衷中参西录·太阳病桂枝汤证》)

凡服桂枝汤原方，欲其出汗者，非啜粥不效。(《医学衷中参西录·治
伤寒方·加味桂枝代粥汤》)

[**方论**] 古用桂枝，但取新生枝之嫩尖，折视之皮骨不分，若见有
皮骨可分者，去之不用，非去枝上之皮也。(《医学衷中参西录·太阳病桂
枝汤证》)

桂枝汤为治伤风有汗之方。释者谓风伤营则有汗，又或谓营分虚损
即与外邪相感召。斯说也，愚尝疑之。人之营卫，皆为周身之外廓。卫
譬则廓也，营譬则城也，有卫以为营之外围，外感之邪，何能越卫而伤
营乎？盖人之胸中大气，息息与卫气相关，大气充满于胸中，则饶有吸

力，将卫气吸紧，以密护于周身，捍御外感，使不得着体，即或着体，亦只中于卫，而不中于营，此理固显然也。有时胸中大气虚损，不能吸摄卫气，卫气散漫，不能捍御外邪，则外邪之来，直可透卫而入营矣。且愚临证实验以来，凡胸中大气虚损，或更下陷者，其人恒大汗淋漓，拙拟升陷汤（在第四卷）下，载有数案，可参观也。是知凡桂枝汤证，皆因大气虚损，其汗先有外越之机，而外邪之来，又乘卫气之虚，直透营分，扰其营中津液，外泄而为汗也。究之，风寒原不相离，即系伤风，其中原挟有寒气，若但中于卫则亦能闭汗矣。故所用桂枝汤中，不但以祛风为务，而兼有散寒之功也。（《医学衷中参西录·治伤寒方·加味桂枝代粥汤》）

陈古愚曰：桂枝辛温阳也，芍药苦平阴也。桂枝又得生姜之辛同气相求，可恃之以调周身之阳气；芍药而得大枣、甘草之甘，则甘苦化合可恃之以滋周身之阴液，即取大补阴阳之品，养其汗源为胜邪之本，又啜粥以助之，取水谷之津以为汗，汗后毫不受伤，所谓立身有不败之地以图万全也。

人之营卫皆在太阳部位，卫主皮毛，皮毛之内有白膜一层名为腠理，腠理之内遍布微丝血管即营也。其人若卫气充盛，可为周身之外围，即受风不能深入（此受风，不可名为中风），其人恒多汗闭不出，迨其卫气流通，其风自去，原可不药而愈也。至桂枝汤所主之证，乃卫气虚弱，不能护卫其营分，外感之风直透卫而入营，其营为风邪所伤，又乏卫之保护，是以易于出汗。其发热者，因营分中之微丝血管原有自心传来之热，而有风以扰之，则更激发其热也。其恶风者，因卫虚无御风之力，而病之起点又由于风也。推原其卫气不能卫护之故，实由于胸中大气之虚损。《灵枢·五味》篇曰："谷始入于胃，其精微者，先出于胃之两焦，以溉五脏，别出两行，营卫之道。其大气之抟而不行者，积于胸中，命曰气海。"由斯观之，营卫原与胸中大气息息相通，而大气实为营卫内部之大都会。愚临证实验以来，见有大气虚者，其营卫即不能护卫于外而汗出淋漓。夫大气原赖水谷之气时时培养，观服桂枝汤者当啜热粥以助药力，此不唯助其速于出汗，实兼欲助胸中大气以固营卫之本源也。

或问：桂枝汤提纲中，原谓阴弱者汗自出，未尝言阳弱者汗自出也。夫关后为阴主血，关前为阳主气，桂枝汤证，其弱脉唯见于关后，至关前之脉则见有浮象，未见其弱，而先生竟谓桂枝汤证之出汗，实由于胸中大气之弱，不显与提纲中之言相悖乎？答曰：凡受风之脉多见于关前，提纲中所谓阳浮者，其关前之脉因受风而浮也，所谓阴弱者，知其未病之先其脉原弱，至病后而仍不改其弱也。由斯而论，其未病之先，不但关后之脉弱，即关前之脉亦弱，既病之后，其关前脉之弱者转为浮脉所掩，而不见其弱耳。然其脉虽浮，必不任重按，是浮中仍有弱也，特古人立言尚简，未尝细细明言耳。孟子谓："读古人之书，不以文害辞，不以辞害志，以意逆志，是为得之。"至吾人之读古人医书，亦当遵斯道也。是以愚用桂枝汤时，恒加黄芪以补其胸中大气，加薄荷以助其速于出汗，不至若方后所云，恒服药多次始汗也。又宜加天花粉助芍药以退热（但用芍药退热之力恒不足），即以防黄芪服后能助热也（黄芪、天花粉等份并用，其凉热之力相敌，若兼用之助芍药清热，分量又宜多用）。若遇干呕过甚者，又宜加半夏以治其呕，唯此时药房所鬻之半夏，多制以矾（虽清半夏亦有矾），若用以止呕，必须用微温之水淘净矾味，用之方效。

或疑《伤寒论》方中未有用薄荷者，想薄荷之性或于伤寒有所不宜，是以仲景于治伤寒诸方中未尝一用。不知论古人之方，当先知古人所处之世，当仲景时，论药之书唯有《神农本经》，是以仲景所用药品不外《神农本经》，而薄荷古名为苛，菜蔬中或有用者，而《本经》未载，是以仲景不用也。且薄荷之性凉而能散，能发出人之凉汗，桂枝汤证，原挟有外感之热，发出凉汗即愈矣。唯不宜过煎以存其辛凉之性，则用之必有效也。

愚治桂枝汤证，又有屡用屡效之便方，较用桂枝汤殊为省事，方用生怀山药细末两半或一两，凉水调和煮成稀粥一碗，加白糖令适口，以之送服西药阿司匹林一瓦（合中量二分六厘四毫），得汗即愈。

山药富有蛋白质，人皆知其为补肾润肺之品，而实具有人参性质，能培养全身气化，兼能固摄全身气化，服之能补助胸中大气，使卫气外护之力顿强。阿司匹林之原质，存于杨柳皮液中，而少加硫酸制之，为洞悉其原质及制法，故敢与中药并用。杨柳皮中之津液其性原清凉，且有以皮达皮之用，又少制以硫酸则其透表之力最速，少少用之即可发出周身凉汗，而外感之风热可因之而顿解矣。

男荫潮按：有服阿司匹林不能得汗者，必其人素有蕴寒，其脉之迟，阿司匹林之性原凉，故服之不能得汗，若煎生姜汤送服，其内蕴之寒得姜之辛温透表，与阿司匹林相济，必能得汗，屡用屡效，故附录之。

桂枝汤证之出汗，不过间有出汗之时，非时时皆出汗也，故必用药再发其汗，始能将外感之风邪逐出。然风邪去后，又虑其自汗之病不愈，故方中山药与阿司匹林并用，一发汗，一止汗也。至于发汗与止汗之药并用而药力两不相妨者，此中原有深义。盖药性之入人脏腑，其流行之迟速原迥异，阿司匹林之性其发汗最速，而山药止汗之力则奏效稍迟，是以二药虽一时并用，而其药力之行则一先一后，分毫不相妨碍也。(《医学衷中参西录·太阳病桂枝汤证》)

或问：桂枝汤证，其原因既为大气虚损，宜其阳脉现微弱之象，何以其脉转阳浮而阴弱乎？答曰：人之一身，皆气之所撑悬也。此气在下焦为元气，在中焦为中气，在上焦为大气，区域虽分，而实一气贯注。故一身之中，无论何处气虚，脉之三部，皆现弱象。今其关前之脉因风而浮，转若不见其弱；而其关后之脉仍然微弱，故曰阳浮而阴弱也。如谓阴弱为下焦阴虚，则其脉宜兼数象。而愚生平所遇此等证，其脉多迟缓不及四至，其为气分虚损，而非阴分虚损可知。即所谓啬啬恶寒，淅渐恶风，翕翕发热，亦皆气分怯弱之形状也。后世谓"伤寒入足经，不入手经"，治伤寒之方，亦但治足经，不治手经，其说诚非也。夫麻黄汤，兼治手太阴经，于前方后曾详论之。至桂枝汤，兼治手太阳经，唐容川论之甚详。其言曰：膀胱主气属卫分，小肠主火主血属营分。营生于心、藏于肝，而导之出者小肠也。心火生营血，循包络下入肝膈，散走连网而及小肠，通体全生于连网之上。小肠者心之腑，而连网者，肝膈相连者也。小肠宣心之阳，从连网肝膈之中，而外达腠理，又外达肌肉，是为营气与卫气合，以成其为太阳之功用。故邪在营分，用甘、枣补脾，从脾之膏油外达，以托肌肉之邪。用芍药行肝血，从肝膈连网而外达肌肉，以行营血之滞。用生姜宣三焦少阳之气，从连网达腠理，以散外邪。而尤重在桂枝一味，能宣心阳，从小肠连网，以达于外，使营血充于肌肉间，而邪不得留也。然则此方，正是和肌肉、治营血之方，正是小肠血分之方。盖膀胱属水，小肠属火，以火化水，而后成太阳之功用。若不知水火合化之理，则此方之根源不明也。

按：连网即包连脏腑之网油脂膜，亦即三焦也。从前论三焦者，皆未能确指为何物，独容川所著《医经精义》论之甚详，能发前人所未发，其功伟矣。

王叔和《脉诀》三焦与心包络，皆诊于右尺，后世多有诋其差谬者。愚向亦尝疑之，后见容川所论三焦与肾系，心始豁然。所谓肾系者，即络肾之脂膜。其根连于脊椎，自下数第七节处，此为命门穴，乃相火由生之处。此油膜原与网油相连为一体，上为膈膜，更上为心与肺相连之包络，由斯知心包络与三焦，亦皆发原于命门。且心包络与三焦脏腑相配，又皆属火，故可与相火同诊于右尺也。叔和当日，去古未远，此必有秘传口授，而后笔之于书也。详观容川之论，可明叔和之《脉诀》；既明叔和之《脉决》，更知容川之论信而有征矣。(《医学衷中参西录·治伤寒方·加味桂枝代粥汤》)

第五十四节云："伤寒不大便六七日，头痛有热者，与承气汤。小便清者，知不在里，仍在表也，当须发汗，若头痛者必衄，宜以桂枝汤。"

按：此谓用桂枝汤，于未衄之前，即可以不衄也。

徐灵胎曰：外感风热，药中误用桂枝，即可吐血衄血。此诚确当之论。（《医学衷中参西录·治伤寒方·小青龙汤解》）

又按：桂枝汤亦非治阴证之药，乃治伤风有汗之药。（《医学衷中参西录·治温病方·寒解汤》）

服桂枝汤者，宜微似有汗，不可令如水流漓，病必不除。（《医学衷中参西录·太阳病大青龙汤证》）

太阴之病，有时可由汗解者，然必须病机有外越之势，原非强发其汗也。

《伤寒论》原文：太阴病，脉浮者，可发汗，宜桂枝汤。

脉浮者，乃太阴之病机外越，原可因其势而导之，故可服桂枝汤以发其汗也。若其脉之浮而有力者，宜将桂枝减半（用钱半），加连翘三钱，盖凡脉有浮热之象者，过用桂枝，恒有失血之虞，而连翘之性凉而宣散，凡遇脉象之浮而有力者，恒得之即可出汗，故减桂枝之半而加之以发汗也。恐其汗不出者，服药后亦可啜粥，若间有太阴腹满之本病者，可加生莱菔子三钱。盖莱菔子生用，其辛辣之味不但可以消胀满，又可助连翘发汗也。（《医学衷中参西录·太阴病桂枝汤证》）

化滞汤

［组成］生杭芍一两　当归五钱　山楂六钱　莱菔子炒，捣，五钱　甘草二钱　生姜二钱

［主治］治下痢赤白，腹疼，里急后重初起者。若服药后病未痊愈，继服后方。

［加减］若身形壮实者，可加大黄、朴硝各三钱下之。（《医学衷中参西录·治痢方·化滞汤》）

回阳升陷汤

[组成] 生黄芪八钱　干姜六钱　当归身四钱　桂枝尖三钱　甘草一钱

[主治] 治心肺阳虚，大气又下陷者。其人心冷、背紧、恶寒，常觉短气。

[方论] 周身之热力，借心肺之阳，为之宣通，心肺之阳，尤赖胸中大气，为之保护。大气一陷，则心肺阳分素虚者，至此而益虚，欲助心肺之阳，不知升下陷之大气，虽日服热药无功也。（《医学衷中参西录·治大气下陷方·回阳升陷汤》）

活络祛寒汤

[组成] 生黄芪五钱　当归四钱　丹参四钱　桂枝尖二钱　生杭芍三钱　生明乳香四钱　生明没药四钱　生姜三钱

[主治] 治经络受寒，四肢发搐，妇女多有此证。

[加减] 寒甚者，加干姜三钱。

[方论] 证寒在经络，不在脏腑。经络多行于肌肉之间，故用黄芪之温补肌肉者为君，俾其形体壮旺，自能胜邪。又佐以温经络、通经络诸药品，不但能祛寒，且能散风，此所谓血活风自去也。风寒既去，血脉活泼，其搐焉有不止者乎？（《医学衷中参西录·治气血郁滞肢体疼痛方·活络祛寒汤》）

鸡胵茅根汤

[组成] 生鸡内金去净瓦石、糟粕，轧细，五钱　生於术分量用时斟酌　鲜茅根锉细，二两

[主治] 治水臌气臌并病，兼治单腹胀，及单水臌胀、单气臌胀。

[用法] 先将茅根煎汤数茶盅（不可过煎，一两沸后慢火温至茅根沉水底，汤即成）。先用一盅半，加生姜五片，煎鸡内金末，至半盅时，

再添茅根汤一盅，七八沸后，澄取清汤（不拘一盅或一盅多）服之。所余之渣，仍用茅根汤煎服。日进一剂，早晚各服药一次。初服小便即多，数日后大便亦多。若至日下两三次，宜减鸡内金一钱，加生於术一钱。又数日，胀见消，大便仍勤，可减鸡内金一钱，加於术一钱。又数日，胀消强半，大便仍勤，可再减鸡内金一钱，加於术一钱。如此精心随病机加减，俾其补破之力，适与病体相宜，自能痊愈。若无鲜茅根，可用药房中干茅根一两代之。无鲜茅根即可不用生姜。所煎茅根汤，宜当日用尽，煎药后若有余剩，可当茶温饮之。

[方论] 鸡内金之功效，前方下已详论之矣。至于茅根最能利水，人所共知。而用于此方，不但取其利水也。……茅根……春日发生最早，是禀一阳初生之气，而上升者也。故凡气之郁而不畅者，茅根皆能畅达之。善利水又善理气，故能佐鸡内金以奏殊功也。加生姜者，恐鲜茅根之性微寒也。且其味辛能理气，其皮又善利水也。继加於术，减鸡内金者，因胀已见消，即当扶正以胜邪，不敢纯用开破之品，致伤其正气也。或疑此方，初次即宜少加於术者，而愚曾经试验，早加於术，固不若晚加之有效也。

或问：茅根能清热利小便，人所共知。至谓兼理气分之郁，诸家本草皆未言及，子亦曾单用之而有确实之征验乎？答曰：此等实验已不胜记。(《医学衷中参西录·治癃闭方·鸡胵茅根汤》)

鸡胵汤

[组成] 生鸡内金去净瓦石、糟粕，捣碎，四钱　於术三钱　生杭芍四钱　柴胡二钱　广陈皮二钱　生姜三钱

[主治] 治气郁成臌胀，兼治脾胃虚而且郁，饮食不能运化。

[方论]《内经》谓："诸湿肿满，皆属于脾。"诚以脾也者，与胃相连以膜，能代胃行其津液。且地居中焦（为中焦油膜所包），更能为四旁宣其气化。脾若失其所司，则津液气化凝滞，肿满即随之矣。是臌胀

者，当以理脾胃为主也。西人谓脾体中虚，内多回血管。若其回血管之血，因脾病不能流通，瘀而成丝成块，原非草木之根荄所能消化。鸡内金为鸡之脾胃，中有瓦石铜铁皆能消化，其善化有形瘀积可知。故能直入脾中，以消回血管之瘀滞。而又以白术之健补脾胃者以驾驭之，则消化之力愈大。柴胡，《本经》谓"主肠胃中饮食积聚，能推陈致新"，其能佐鸡内金消瘀可知。且与陈皮并用，一升一降，而气自流通也。用芍药者，因其病虽系气臌，亦必挟有水气，芍药善利小便，即善行水，且与生姜同用，又能调和营卫，使周身之气化流通也。夫气臌本为难治之证，从拟此方之后，连治数证皆效。（《医学衷中参西录·治臌闭方·鸡胵汤》）

至于气臌，多系脾有瘀滞所致。盖脾为后天之主，居中央以运四旁，其中原多回血管，以流通气化。若有瘀滞以阻其气化，腹中即生胀满，久则积为气臌，《内经》所谓诸湿肿满皆属脾也。拙拟有鸡胵汤（方载三期二卷，系生鸡内金、白术、生杭芍各四钱，柴胡、陈皮各钱半，生姜三钱），曾用之屡次奏效。方中之义，用鸡内金以开脾之瘀；白术以助脾之运；柴胡、陈皮以升降脾气；白芍以利小便，防有蓄水；生姜以通窍络兼和营卫也。统论药性，原在不凉不热之间。然此证有偏凉者，则桂、附、干姜可以酌加；有偏热者，则芩、连、栀子可以酌加。若其脉证皆实，服药数剂不见愈者，可用所煎药汤送服黑丑头次所轧细末钱半，服后大便通行，病即稍愈。然须服原方数日，方用一次，连用恐伤气分。此水臌气臌治法之大略也（第三期二卷载有治水臌气臌诸方案宜参观）。（《医学衷中参西录·论水臌气臌治法》）

加味桂枝代粥汤

[**组成**] 桂枝尖三钱　生杭芍三钱　甘草钱半　生姜三钱　大枣掰开，三枚　生黄芪三钱　知母三钱　防风二钱

[**主治**] 治伤寒有汗。

[**用法**] 煎汤一茶盅，温服，覆被令一时许，遍身絷絷微似有汗者

益佳。不可如水流漓，病必不除。禁生冷、黏滑、肉面、五辛、酒酪及臭恶等物。

[方论] 桂枝汤为治伤风有汗之方。释者谓风伤营则有汗，又或谓营分虚损即与外邪相感召。斯说也，愚尝疑之。人之营卫，皆为周身之外廓。卫譬则廓也，营譬则城也，有卫以为营之外围，外感之邪，何能越卫而伤营乎？盖人之胸中大气，息息与卫气相关，大气充满于胸中，则饶有吸力，将卫气吸紧，以密护于周身，捍御外感，使不得着体，即或着体，亦只中于卫，而不中于营，此理固显然也。有时胸中大气虚损，不能吸摄卫气，卫气散漫，不能捍御外邪，则外邪之来，直可透卫而入营矣。且愚临证实验以来，凡胸中大气虚损，或更下陷者，其人恒大汗淋漓，拙拟升陷汤（在第四卷）下，载有数案，可参观也。是知凡桂枝汤证，皆因大气虚损，其汗先有外越之机，而外邪之来，又乘卫气之虚，直透营分，扰其营中津液，外泄而为汗也。究之，风寒原不相离，即系伤风，其中原挟有寒气，若但中于卫则亦能闭汗矣。故所用桂枝汤中，不但以祛风为务，而兼有散寒之功也。（《医学衷中参西录·治伤寒方·加味桂枝代粥汤》）

加味黄芪五物汤

[组成] 生箭芪一两　於术五钱　当归五钱　桂枝尖三钱　秦艽三钱　广陈皮三钱　生杭芍五钱　生姜五片

[主治] 治历节风证，周身关节皆疼，或但四肢作疼，足不能行步，手不能持物。

[加减] 热者加知母，凉者加附子，脉滑有痰者加半夏。

[方论]《金匮》桂枝芍药知母汤，治历节风之善方也。而气体虚者用之，仍有不效之时，以其不胜麻黄、防风之发也。今取《金匮》治风痹之黄芪五物汤，加白术以健脾补气，而即以逐痹（《本经》逐寒湿痹）。当归以生其血，血活自能散风（方书谓血活风自去）。秦艽为散风之润

药，性甚和平，祛风而不伤血。陈皮为黄芪之佐使，而其里白似肌肉，外红似皮肤，筋膜似脉络，棕眼似毛孔，又能引肌肉经络之风达皮肤由毛孔而出也。广橘红其大者皆柚也，非橘也。《本经》原橘柚并称，故用于药中，橘、柚似无须分别（他处柚皮不可入药）。且名为橘红，其实皆不去白，诚以原不宜去也。（《医学衷中参西录·治内外中风方·加味黄芪五物汤》）

加味理中地黄汤

[组成]熟地五钱　焦白术三钱　当归二钱　党参二钱　炙黄芪二钱　补骨脂炒，捣，二钱　枣仁炒，捣，二钱　枸杞二钱　炮姜一钱　萸肉去净核，一钱　炙甘草一钱　肉桂一钱　生姜三片　红枣捭开，三枚　胡桃用仁，打碎为引，二个

[加减]如咳嗽不止者，加米壳、金樱子各一钱。如大热不退者，加生白芍一钱。泄泻不止，去当归加丁香七粒。隔二三日，只用附子二三分。盖因附子大热，中病即宜去之。如用附子太多，则大小便闭塞不出。如不用附子，则脏腑沉寒，固结不开。若小儿虚寒至极，附子又不妨用一二钱。……若小儿但泻不止，或微见惊搐，尚可受药，吃乳便利者，并不必服逐寒荡惊汤，只服此汤一剂，而风定神清矣。若小儿尚未成慢惊，不过昏睡发热，或有时热止，或昼间安静，夜间发热，均宜服之。若新病壮实之小儿，眼红口渴者，乃实火之证，方可暂行清解。但果系实火，必大便闭结，气壮声洪，且喜多饮凉水。若吐泻交作，则非实火可知。此方补造化阴阳之不足，有起死回生之功。倘大虚之后，服一剂无效，必须大剂多服为妙。方书所谓天吊风、慢脾风皆系此证。

[用法]仍用灶心土（代以灶圹土）二两，煮水煎药。取浓汁一茶杯，加附子五分，煎水搀入。量小儿大小，分数次灌之。

按：此原方加减治泻不止者，但加丁香，不去当归。而当归最能滑肠，泻不止者，实不宜用。若减去当归，恐滋阴之药少，可多加熟地

一二钱（又服药泻仍不止者，可用高丽参二钱捣为末，分数次用药汤送服，其泻必止。）。

又按：慢惊风不但形状可辨，即其脉亦可辨。（《医学衷中参西录·治小儿风证方·镇风汤》）

加味苓桂术甘汤

[组成] 於术三钱　桂枝尖二钱　茯苓片二钱　甘草一钱　干姜三钱　人参三钱　乌附子二钱　威灵仙一钱五分

[主治] 治水肿小便不利，其脉沉迟无力，自觉寒凉者。

[加减] 肿满之证，忌用甘草，以其性近壅滞也。唯与茯苓同用，转能泻湿满，故方中未将甘草减去。若肿胀甚剧，恐其壅滞者，去之亦可。

服药数剂后，小便微利，其脉沉迟如故者，用此汤送服生硫黄末四五厘。若不觉温暖，体验渐渐加多，以服后移时觉微温为度。

[方论] 人之水饮，非阳气不能宣通。上焦阳虚者，水饮停于膈上。中焦阳虚者，水饮停于脾胃。下焦阳虚者，水饮停于膀胱。水饮停蓄既久，遂渐渍于周身，而头面肢体皆肿，甚或腹如抱瓮而膨胀成矣。此方用苓桂术甘汤以助上焦之阳，即用甘草协同人参、干姜，以助中焦之阳。又人参同附子，名参附汤（能固下焦元阳将脱），协同桂枝，更能助下焦之阳（桂枝上达胸膈，下通膀胱，故肾气丸用桂枝不用肉桂）。三焦阳气宣通，水饮亦随之宣通，而不复停滞为患矣。至灵仙与人参并用，治气虚小便不利甚效（此由实验而知，故前所载宣阳汤并用之），而其通利之性，又能运化术、草之补力，俾胀满者服之，毫无滞碍，故加之以为佐使也。若药服数剂后，脉仍如故，病虽见愈，实无大效，此真火衰微太甚，恐非草木之品所能成功。故又用生硫黄少许，以补助相火。诸家本草谓其能使大便润，小便长，补火之中大有行水之力，故用之，因凉成水肿者尤良也。第八卷载有服生硫黄法，其中有治水肿之验

案宜参观。(《医学衷中参西录·治癃闭方·加味苓桂术甘汤》)

加味四神丸

[**组成**] 补骨脂_{酒炒,六两}　吴茱萸_{盐炒,三两}　五味子_{炒,四两}　肉豆蔻_{面裹煨,四两}　花椒_{微焙,一两}　生硫黄_{六钱}　大枣_{八十一枚}　生姜_{切片,六两}

[**主治**] 治黎明腹疼泄泻。

[**用法**] 先煮姜十余沸，入枣同煮，至烂熟去姜，余药为细末，枣肉为丸，桐子大。

[**方论**] 人禀天地之气而生，人身一小天地也。天地之一阳生于子，故人至夜半之时，肾系命门之处，有气息息萌动，即人身之阳气也。至黎明寅时，为三阳之候，人身之阳气，亦应候上升，自下焦而将达中焦。其人或元阳之根柢素虚，当脐之处，或兼有凝寒遮蔽，即互相薄激，致少腹作疼。久之阳气不胜凝寒，上升之机转为下降，大便亦即溏下，此黎明作泻之所由来也。夫下焦之阳气，少火也，即相火也，其火生于命门，而寄于肝胆。故四神方中，用补骨脂以补命门，吴茱萸以补肝胆，此培火之基也。然泻者关乎下焦，实又关乎中焦，故又用肉豆蔻之辛温者，以暖补脾胃，且其味辛而涩，协同五味之酸收者，又能固涩大肠，摄下焦气化。且姜、枣同煎，而丸以枣肉，使辛甘化合，自能引下焦之阳以达于中焦也。然此药病轻者可愈，病重者服之，间或不愈，以其补火之力犹微也。故又加花椒、硫黄之大补元阳者以助之，而后药力始能胜病也（硫黄生用，理详第八卷服生硫黄方下）。(《医学衷中参西录·治泄泻方·加味四神丸》)

加味小柴胡汤

[**组成**] 柴胡_{三钱}　黄芩_{三钱}　知母_{三钱}　潞参_{三钱}　鳖甲_{醋炙,三钱}　清半夏_{二钱}　常山_{酒炒,钱半}　草果_{一钱}　甘草_{一钱}　酒曲_{三钱}　生姜_{三钱}　大枣_{擘开,两枚}

［**主治**］治久疟不愈，脉象弦而无力。

［**加减**］疟初起者减潞参、鳖甲。热甚者，加生石膏五六钱或至一两。寒甚者，再加草果五分或至一钱。（神曲皆发不好，故方中用酒曲）。

［**方论**］疟邪不专在少阳，而实以少阳为主，故其六脉恒露弦象。其先寒者，少阳之邪外与太阳并也。其后热者，少阳之邪内与阳明并也。故方中用柴胡以升少阳之邪，草果、生姜以祛太阳之寒，黄芩、知母以清阳明之热。又疟之成也，多挟痰、挟食，故用半夏、常山以豁痰，酒曲以消食也。用人参，因其疟久气虚，扶其正即所以逐邪外出。用鳖甲者，因疟久则胁下结有痞积（方书名疟母，实由肝脾胀大），消其痞积，然后能断疟根株。用甘草、大枣者，所以化常山之猛烈而服之不至瞑眩也。（《医学衷中参西录·治疟疾方·加味小柴胡汤》）

加味越婢加半夏汤

［**组成**］麻黄二钱　石膏煅，捣，三钱　生山药五钱　寸麦冬带心，四钱　清半夏三钱　牛蒡子炒，捣，三钱　玄参三钱　甘草一钱五分　大枣擘开，三枚　生姜三片

［**主治**］治素患痨嗽，因外感袭肺，而痨嗽益甚，或兼喘逆，痰涎壅滞者。

［**方论**］《伤寒论》有桂枝二越婢一汤，治太阳病发热恶寒，热多寒少。《金匮》有越婢汤（麻黄、石膏、甘草、大枣。编者注），治受风水肿。有越婢加半夏汤，治外感袭肺，致肺中痰火壅滞，胀而作喘。今因其人素患痨嗽，外感之邪与肺中蕴蓄之痰，互相胶漆，壅滞肺窍，而痨嗽益甚。故用越婢加半夏汤，以祛外袭之邪。而复加山药、玄参、麦冬、牛蒡子，以治其痨嗽。此内伤外感兼治之方也。（《医学衷中参西录·治伤寒方·加味越婢加半夏汤》）

有其人素有劳疾喘嗽，少受外感即发，此乃内伤外感相并作喘之证也，宜治以拙拟加味越婢加半夏汤。因其内伤外感相并作喘，故所用之

药亦内伤外感并用。(《医学衷中参西录·总论喘证治法》)

健胃温降汤

[**组成**] 生赭石轧细，八钱　生怀山药六钱　白术炒，四钱　干姜三钱　清半夏温水淘净矾味，三钱　生杭芍二钱　厚朴钱半

[**主治**] 治吐衄证，脉象虚濡迟弱，饮食停滞胃口，不能下行，此因凉而胃气不降也。

[**方论**] 此方亦载第三期处方篇吐衄门中，原名温降汤（干姜、白术、清半夏各三钱，生山药六钱，生赭石轧细四钱，生杭芍、生姜各二钱，厚朴钱半。编者注），兹则于其分量略有加减也。方中犹用芍药者，防肝中所寄之相火不受干姜之温热也。(《医学衷中参西录·论吐血衄血之原因及治法》)

姜胶膏

[**组成**] 鲜姜自然汁一斤　明亮水胶四两

[**主治**] 用贴肢体受凉疼痛，或有凝寒阻遏血脉，麻木不仁。

[**用法**] 上二味同熬成稀膏，摊于布上，贴患处，旬日一换。凡因受寒肢体疼痛，或因受寒肌肉麻木不仁者，贴之皆可治愈。即因受风而筋骨疼痛，或肌肉麻木者，贴之亦可治愈。唯有热肿疼者，则断不可用。

[**方论**] 盖此等证心中无病，原宜外治。鲜姜之辛辣开通，热而能散，故能温暖肌肉，深透筋骨，以除其凝寒痼冷，而涣然若冰释也。用水胶者，借其黏滞之力，然后可熬之成膏也。若证因受风而得者，拟用细辛细末掺于膏药之中，或用他祛风猛悍之药掺于其中，其奏效当更捷也。(《医学衷中参西录·治肢体痿废方·姜胶膏》)

理饮汤

[**组成**] 於术四钱　干姜五钱　桂枝尖二钱　炙甘草二钱　茯苓片二

钱　生杭芍二钱　橘红钱半　川厚朴钱半

[**主治**]治因心肺阳虚，致脾湿不升，胃郁不降，饮食不能运化精微，变为饮邪。停于胃口为满闷，溢于膈上为短气，渍满肺窍为喘促，滞腻咽喉为咳吐黏涎。甚或阴霾布满上焦，心肺之阳不能畅舒，转郁而作热。或阴气逼阳外出为身热，迫阳气上浮为耳聋。然必诊其脉，确乎弦迟细弱者，方能投以此汤。

[**加减**]服数剂后，饮虽开通，而气分若不足者，酌加生黄芪数钱。（《医学衷中参西录·治痰饮方·理饮汤》）

服数剂后，心中不觉热转觉凉者，去芍药。或觉气不足者，加生箭芪三钱。

[**方论**]有因心肺脾胃之阳甚虚，致寒饮停于中焦，且溢于膈上，逼迫心肺脾胃之阳上越兼外越者。其脉多弦迟细弱，六部皆然，又间有浮大而软，按之豁然者。其现证，或目眩耳聋，或周身发热，或觉短气，或咳喘，或心中发热，思食鲜果，而食后转觉心中胀满病加剧者，宜用拙拟理饮汤。

按：此证如此治法，即方书所谓用温燥健补脾胃之药可以制伏相火。不知其所伏者非相火，实系温燥之药能扫除寒饮，而心肺脾胃之阳自安其宅也。

上所列火不归原之证，其病因虽不同，而皆系内伤。至外感之证，亦有火不归原者，伤寒、温病中之戴阳证是也。其证之现状，面赤、气粗、烦躁不安，脉象虽大，按之无力，又多寸盛尺虚。此乃下焦虚寒孤阳上越之危候，颇类寒温中阴极似阳证。然阴极似阳，乃内外异致，戴阳证乃上下异致也。宜用《伤寒论》通脉四逆汤，加葱、加人参治之（原方原谓面赤者加葱，面赤即戴阳证）。

特是戴阳之证不一。使果若少阴脉之沉细，或其脉非沉细而按之指下豁然毫无根柢，且至数不数者，方可用通脉四逆汤方。若脉沉细而数或浮大而数者，其方即断不可用。（《医学衷中参西录·论火不归原治法》）

理中丸

[**组成**] 人参三两　　甘草炙，三两　　白术三两　　干姜三两

[**用法**] 上四味，捣筛，蜜和为丸，如鸡子黄许大，以沸汤数合和一丸，研碎，温服之，日三夜二服。腹中未热，益至三四丸，然不及汤。汤法：以四物依两数切，用水八升，煮取三升，去滓，温服一升，日三服。

[**加减**] 若脐上筑者，肾气动也，去术加桂四两。吐多者，去术加生姜三两。下多者，还用术。悸者，加茯苓二两。渴欲饮水者，加术足前成四两半。腹中痛者，加人参足前成四两半。寒者，加干姜足前成四两半。腹满者，去术加附子一枚。服汤后，如食顷，饮热粥一升许，微自温，勿发揭衣被。

[**方论**]《伤寒论》原文：大病瘥后，喜唾，久不了了，胸上有寒，当以丸药温之，宜理中丸。

此病时服凉药太过，伤其胃中之阳，致胃阳虚损不能运化脾脏之湿，是以痰饮上溢而喜唾，久不了了也。故方中用人参以回胃中之阳，其补益之力，且能助胃之蠕动加数，自能运化脾中之湿使之下行。而又辅以白术，能健脾又能渗湿。干姜以能暖胃又能助相火以生土。且又加甘草以调和诸药，使药力之猛者，得甘草之缓而猛力悉化，使药性之热者，得甘草之甘而热力愈长也。至于方后诸多加减，又皆各具精义，随诸证之变化，而遵其加减诸法，用之自能奏效无误也。(《医学衷中参西录·不分经之病烧裈散证理中丸证竹叶石膏汤证》)

麻黄连轺赤小豆汤

[**组成**] 麻黄去节，二两　　赤小豆一升　　连轺二两　　杏仁去皮、尖，二十个　　大枣擘，十二枚　　生梓白皮切，一升　　生姜切，二两　　甘草炙，二两

[**用法**] 上八味，以潦水一斗，先煮麻黄，再沸，去上沫，纳诸药，

煮取三升，去滓，分温三服，半日服尽。

[方论] 按：连轺非连翘，乃连翘根也。其性凉能泻热，兼善利湿，后世改用连翘则性不同矣。赤小豆，即做饭之小豆，形如绿豆而色赤者，非南来之红豆也。梓白皮，药房无鬻者，有梓树处自加之可也。陈修园云：若无梓白皮，可以茵陈代之。

唐容川曰：在里言在肌肉中，对皮毛而言则为在里也。肌是肥肉，气分所居；肉是瘦肉，血分所藏。若热入肌肉，令气血相蒸则汗滞不行，是名瘀热。气瘀则为水，血瘀则为火，水火蒸发于肌肉中，现出土之木色，是以发黄。故用麻黄、杏仁发皮毛以散水于外，用梓白皮以利水于内，梓白皮像人之膜，人身肥肉均生于膜上，膜中通利，水不停汗，则不蒸热，故必利膜而水乃下行，此三味是去水分之瘀热也。连翘散血分之热，赤豆疏血分之结，观仲景赤小豆当归散，是疏结血，则此处亦同，此二味是去血分之瘀热也。尤必用甘、枣、生姜宣胃气，协诸药使达于肌肉，妙在潦水是云雨既解之水，用以解水火之蒸郁为切当也。即方观证，而义益显明。(《医学衷中参西录·阳明病茵陈蒿汤栀子柏皮汤麻黄连轺赤小豆汤诸发黄证》)

培脾舒肝汤

[组成] 於术三钱　生黄芪三钱　陈皮二钱　川厚朴二钱　桂枝尖钱半　柴胡钱半　生麦冬二钱　生杭芍四钱　生姜二钱

[主治] 治因肝气不舒、木郁克土，致脾胃之气不能升降，胸中满闷，常常短气。

[方论] 脾主升清，所以运津液上达。胃主降浊，所以运糟粕下行。白术、黄芪为补脾胃之正药，同桂枝、柴胡，能助脾气之升，同陈皮、厚朴，能助胃气之降。清升浊降满闷自去，无事专理肝气，而肝气自理。况桂枝、柴胡与麦芽，又皆为疏肝之妙品乎。用芍药者，恐肝气上升，胆火亦随之上升，且以解黄芪、桂枝之热也。用生姜者，取其辛散

温通，能浑融肝脾之气化于无间也。

从来方书中，麦芽皆是炒熟用之，唯陈修园谓麦芽生用，能升发肝气，可谓特识。盖人之元气，根基于肾，萌芽于肝，培养于脾，积贮于胸中为大气以斡旋全身。麦茅为谷之萌芽，与肝同气相求，故能入肝经，以条达肝气，此自然之理，无庸试验而可信其必然者也。然必生煮汁饮之，则气善升发，而后能遂其条达之用也。（《医学衷中参西录·治气血郁滞肢体疼痛方·培脾舒肝汤》）

青娥丸

[**组成**] 又前方（胡桃仁研烂二十两，酒蒸补骨脂十两。编者注）加杜仲一斤，生姜（炒蒜）四两。

[**方论**] 治肾虚腰疼，而此方不但治肾虚腰疼也，以治虚寒腿疼亦极效验。（《医学衷中参西录·胡桃解》）

清带汤

[**组成**] 生山药一两　生龙骨捣细，六钱　生牡蛎捣细，六钱　海螵蛸去净甲，捣，四钱　茜草三钱

[**主治**] 治妇女赤白带下。

[**加减**] 单赤带，加白芍、苦参各二钱。单白带，加鹿角霜、白术各三钱。鹿角霜系鹿角沉埋地中，日久欲腐，掘地而得者。其性微温，为补督任冲三脉之要药。盖鹿角甚硬，埋久欲腐，服之转与肠胃相宜，而易得其气化也。药房鬻者，多系用鹿角煅透为霜，其性燥，不如出土者。至谓系熬鹿角胶所余之渣者，则非是。（《医学衷中参西录·治女科方·清带汤》

证偏热者，加生杭芍、生地黄；热甚者，加苦参、黄柏，或兼用防腐之药，若金银花、旱三七、鸦胆子仁皆可酌用。证偏凉者，加白术、鹿角胶；凉甚者加干姜、桂、附、小茴香。（《医学衷中参西录·论

[**方论**] 带下为冲任之证，而名谓带者，盖以奇经带脉，原主约束诸脉，冲任有滑脱之疾，责在带脉不能约束，故名为带也。然其病非仅滑脱也，也若滞下。然滑脱之中，实兼有瘀滞。其所瘀滞者，不外气血。而实有因寒、因热之不同。此方用龙骨、牡蛎以固脱，用茜草、海螵蛸以化滞，更用生山药以滋真阴固元气。至临证时，遇有因寒者，加温热之药。因热者，加寒凉之药，此方中意也。而愚拟此方，则又别有会心也。尝考《神农本经》龙骨善开癥瘕，牡蛎善消鼠瘘，是二药为收涩之品，而兼具开通之力也。又考轩岐《内经》四乌贼鱼骨一藘茹丸，以雀卵鲍鱼汤送下，治伤肝之病，时时前后血。乌贼鱼骨即海螵蛸，藘芦即茜草，是二药为开通之品，而实具收涩之力也。四药汇集成方，其能开通者，兼能收涩，能收涩者，兼能开通，相助为理，相得益彰。此中消息之妙，有非言语所能罄者。（《医学衷中参西录·治女科方·清带汤》

升降汤

[**组成**] 野台参二钱　生黄芪二钱　白术二钱　广陈皮二钱　川厚朴二钱　生鸡内金捣细，二钱　知母三钱　生杭芍三钱　桂枝尖一钱　川芎一钱　生姜二钱

[**主治**] 肝郁脾弱，胸胁胀满，不能饮食。宜与第五期《衷中参西录》论肝病治法参看。

[**方论**] 世俗医者，动曰平肝，故遇肝郁之证，多用开破肝气之药。至遇木盛侮土，以致不能饮食者，更谓伐肝即可扶脾。不知人之元气，根基于肾，而萌芽于肝。凡物之萌芽，皆嫩脆易于伤损，肝既为元气萌芽之脏，而开破之若是，独不虑损伤元气之萌芽乎？《内经》曰"厥阴（肝经）不治，求之阳明（胃经）"，《金匮》曰"见肝之病，当先实脾"，先圣后圣，其揆如一。故此方唯少用桂枝、川芎以疏肝气，其余诸药无

非升脾降胃，培养中土，俾中宫气化敦厚，以听肝气之自理。实窃师《内经》求之阳明与《金匮》当先实脾之奥旨耳。

按："见肝之病，当先实脾"二句，从来解者，谓肝病当传脾，实之所以防其相传，如此解法固是，而实不知实脾即所以理肝也。兼此二义，始能尽此二句之妙。（《医学衷中参西录·治气血郁滞肢体疼痛方·升降汤》）

薯蓣半夏粥

［组成］生山药轧细，一两　清半夏一两

［主治］治胃气上逆，冲气上冲，以致呕吐不止，闻药气则呕吐益甚，诸药皆不能下咽者。

［加减］若上焦有热者，以柿霜代砂糖，凉者用粥送服干姜细末半钱许。

［用法］上二味，先将半夏用微温之水淘洗数次，不使分毫有矾味。用做饭小锅（勿用药瓶）煎取清汤约两杯半，去渣调入山药细末，再煎两三沸，其粥即成，和白砂糖食之。（《医学衷中参西录·治呕吐方·薯蓣半夏粥》）

四逆汤

［组成］甘草炙，二两　干姜两半　附子生用，去皮，破八片，一枚

［用法］上三味，以水三升，煮取一升二合，去滓，分温再服，强人可大附子一枚，干姜三两。

［方论］干姜为温暖脾胃之主药，伍以甘草，能化其猛烈之性使之和平，更能留其温暖之力使之常久也。然脾胃之温暖，恒赖相火之壮旺，附子色黑入肾，其非常之热力，实能补助肾中之相火，以厚脾胃温暖之本源也。方名四逆者，诚以脾主四肢，脾胃虚寒者，其四肢常觉逆冷，服此药后，而四肢之厥逆可回也。

方中附子，注明生用，非剖取即用也。

按：附子之毒甚大，种附子者，将附子剖出，先以盐水浸透，至药房中又几经炮制，然后能用，是知方中所谓附子生用者，特未用火炮熟耳。

又按：乌头、天雄、附子、侧子，原系一物，种附子于地，其当年旁生者为附子，附子外复旁生小瓣为侧子，其原种之附子本身变化为乌头，若附子经种后，其旁不长附子，唯本身长大即为天雄。天雄之热力最大，此如蒜中之独头蒜，实较他蒜倍辣也。天雄之色较他附子独黑，为其色黑其力能下达，佐以芍药，能收敛浮越之阳下归其宅；为其独头无瓣，故所切之片为圆片，其热力约大于寻常附子三分之一。方上开乌附子，药房给此，开天雄药房亦应给此。若此药以外，复有所谓天雄者，乃假天雄也。(《医学衷中参西录·阳明病四逆汤证》)

桃花汤

[**组成**] 赤石脂一半全用，一半筛末，一斤　干姜一两　粳米一升

[**用法**] 上三味，以水七升，煮米令熟，去滓，温服七合，纳赤石脂末方寸匕，日三服，若一服愈，余勿服。

[**方论**] 石脂原为土质，其性微温，故善温养脾胃。为其具有土质，颇有黏涩之力，故又善治肠澼下脓血。又因其生于两石相并之夹缝，原为山脉行气之处，其质虽黏涩，实兼能流通气血之瘀滞，故方中重用之以为主药。至于一半煎汤一半末服者，因凡治下利之药，丸散优于汤剂，且其性和平，虽重用一斤犹恐不能胜病，故又用一半筛其细末，纳汤药中服之也。且服其末，又善护肠中之膜，不至为脓血凝滞所伤损也。用干姜者，因此证其气血因寒而瘀，是以化为脓血，干姜之热既善祛寒，干姜之辛又善开瘀也。用粳米者，以其能和脾胃，兼能利小便，亦可为治下利不止者之辅佐品也。

或问：大便下脓血之证，多因于热，此证即为少阴中寒证，何亦

下脓血乎？答曰：提纲之后，曾引王氏一段疏解，君所问之理，中已言明，若心中仍复游移不敢确信者，可举愚平素治验之案以征实之。(《医学衷中参西录·少阴病桃花汤证》)

少阴之病寒者居多，故少阴篇之方亦多用热药。其中桃花汤治少阴病下痢脓血，又治少阴病三四日至四五日，腹痛，小便不利，下脓血者。

按：此二节之文，未尝言寒，亦未尝言热。然桃花汤之药，则纯系热药无疑也。乃释此二节者，疑下利脓血与小便不利必皆属热，遂强解桃花汤中药性，谓石脂性凉而重用一斤，干姜虽热而只用一两，合用之仍当以凉论者。然试取石脂一两六钱、干姜一钱煎服，或凉或热必能自觉，药性岂可重误乎？有谓此证乃大肠因热腐烂致成溃疡，故下脓血。《本经》谓石脂能消肿去瘀，故重用一斤以治溃疡，复少用干姜之辛烈，以消溃疡中之毒菌。然愚闻之，毒菌生于热者，唯凉药可以消之，黄连、苦参之类是也；生于凉者，唯热药可以消之，干姜、川椒之类是也。桃花汤所主之下脓血果系热毒，何以不用黄连、苦参佐石脂，而以干姜佐石脂乎？虽干姜只用一两，亦可折为今之三钱，虽分三次服下，而病未愈者约必当日服尽。夫一日之间服干姜三钱，其热力不为小矣，而以施之热痢下脓血者，有不加剧者乎？盖下利脓血原有寒证，即小便不利亦有寒者。注疏诸家疑便脓血及小便不利皆为热证之发现，遂不得不于方中药品强为之解，斯非其智有不逮，实因临证未多耳。今特录向所治之验案二则以征之。(《医学衷中参西录·〈伤寒论〉少阴篇桃花汤是治少阴寒痢非治少阴热痢解》)

通脉四逆汤

[组成] 甘草炙，二两　附子生用，去皮，破八片，大者一枚　干姜三两（强人可四两）

[用法] 上三味，以水三升，煮取一升二合，去滓，分温再服，其

脉即渐而出者愈（非若暴出者之自无而忽有、既有而仍无，如灯火之回焰也）。

[**加减**] 面赤色者，加葱九茎。腹中痛者，去葱加芍药二两。呕者，加生姜二两。咽痛者，去芍药加桔梗一两。利止脉不出者，去桔梗加人参二两。病皆与方相应者，乃服之。

[**方论**] 按：太阳篇四逆汤中干姜两半，以治汗多亡阳之证。至通脉四逆汤药味同前，唯将干姜加倍。盖因寒盛脉闭，欲藉辛热之力开凝寒以通脉也。面赤者加葱九茎（权用粗葱白切上九寸即可），盖面赤乃阴寒在下，逼阳上浮，即所谓戴阳证也。加葱以通其上下之气，且多用同于老阳之数，则阳可下归其宅矣。而愚遇此等证，又恒加芍药数钱，盖芍药与附子并用，最善收敛浮越之元阳下降也。

《金鉴》注曰：论中扶阳抑阴之剂，中寒阳微，不能外达，主以四逆；中外俱寒，阳气虚甚，主以附子；阴盛于下，格阳于上，主以白通；阴盛于内，格阳于外，主以通脉。是可知四逆运行阳气者也，附子温补阳气者也，白通宣通上下之阳者也，通脉通达内外之阳者也。今脉微欲绝，里寒外热，是肾中阴盛格阳于外故主之也。倍干姜加甘草佐附子易名通脉四逆汤者，以其能大壮元阳，主持中外，共招外热，返之于内。盖此时生气已离，亡在俄顷，若仍以柔缓之甘草为君，何能疾招外阳，故易以干姜，然必加甘草与干姜等份者，恐涣漫之余，姜附之猛不能安养元气，所谓有制之师也。若面赤加葱以通格上之阳，腹痛加芍药以和在里之阴，呕逆加生姜以宣胃，咽痛加桔梗以利经，利不止脉不出气少者，加参以生元气而复脉也。

按：通脉四逆汤，方中甘草亦有作三两者，故鉴注云云。（《医学衷中参西录·少阴病通脉四逆汤证》）

温降汤

[**组成**] 白术三钱　清半夏三钱　生山药六钱　干姜三钱　生赭石轧细，六

钱　生杭芍二钱　川厚朴钱半　生姜二钱

［**主治**］治吐衄，脉虚濡而迟，饮食停滞胃口不能消化，此因凉而胃气不降也，以温补开通之药降其胃气，则血止矣。(《医学衷中参西录·治吐衄方·温降汤》)

［**方论**］吐衄之证因凉者极少，愚临证四十余年，仅遇两童子，一因凉致胃气不降吐血，一因凉致胃气不降衄血，皆用温降汤治愈，其详案皆载原方之后，可参观。(《医学衷中参西录·论吐血衄血之原因及治法》)

证在疑是之间，即名医亦未必审证无差，至疏方投之仍无甚闪失者，实赖方中用意周密、佐伍得宜也。如此因寒吐衄之证，若果审证不差，上列三方服之皆可奏效。若或审证有误，服拙拟之温降汤方，虽不能愈，吐衄犹或不至加剧。若服彼二方，即难免于危险矣。愚非自矜制方之善，因此事于行医之道甚有关系，则疏方之始不得不审思熟虑也。(《医学衷中参西录·论治吐血衄血证间有因寒者》)

温通汤

［**组成**］椒目炒，捣，八钱　小茴香炒，捣，二钱　威灵仙三钱

［**主治**］治下焦受寒，小便不通。

［**方论**］人之水饮，由三焦而达膀胱。三焦者，身内脂膜也。曾即物类验之，其脂膜上皆有微丝血管，状若红绒毛，即行水之处。此管热则膨胀，凉则凝滞，皆能闭塞水道。若便浊兼受凉者，更凝结稠黏堵塞溺管，滴沥不通。故以椒目之滑而温、茴香之香而热者，散其凝寒，即以通其窍络。更佐以灵仙温窜之力，化三焦之凝滞，以达膀胱，即化膀胱之凝滞，以达溺管也。凉甚者，肉桂、附子、干姜皆可酌加。气分虚者，更宜加人参助气分以行药力。(《医学衷中参西录·治癃闭方·温通汤》)

乌梅丸

［**组成**］乌梅三百个　细辛六两　干姜十两　黄连一斤　当归四两　附子

炮，去皮，六两　　**蜀椒**炒出汗，四两　　**人参**六两　　**黄柏**六两　　**桂枝**六两

[**用法**] 上十味，异捣筛，合治之，以苦酒渍乌梅一宿，去核，蒸之五升米下，饭熟捣成泥，和药令相得，纳臼中，与蜜，杵二千下，丸如梧桐子大。先食饮服十丸，日三服。稍加至二十丸，禁生冷、滑物、臭食等。

[**方论**] 陈元犀曰：通篇之眼目，在"此为脏寒"四字。言见证虽有风木为病，相火上攻，而其脏则为寒。何也？厥阴为三阴，阴之尽也，《周易》震卦，一阳居二阴之下，为厥阴本象。病则阳逆于上，阴陷于下，饥不欲食，下之利不止，是下寒之确征也。消渴，气上撞心，心中疼热，吐蛔，是上热之确征也。方用乌梅，渍以苦酒，顺曲直作酸之本性，逆者顺之，还其所固有，去其所本无，治之所以臻于上理也。桂、椒、辛、附辛温之品，导逆上之火，以还震卦下一画之奇，黄连、黄柏苦寒之品，泻心胸之热，以还震卦上四画之偶，又佐以人参之甘寒，当归之甘温，干姜之辛温，三物合用，能令中焦受气取汁，而乌梅蒸于米下，服丸送以米饮，无非养中焦之法，所谓厥阴不治，求之阳明者此也。此为厥阴证之总方，注家第谓蛔得酸则静，得辛则伏，得苦则下，犹浅乎测乌梅丸也。

按：厥阴一篇，病理深邃，最难疏解，注家以经文中有阴阳之气不相顺接之语，遂以经解经，于四肢之厥逆，即以阴阳之气不相顺接解之，而未有深究其不相顺接之故，何独在厥阴一经者。盖肝主疏泄，原为风木之脏，于时应春，实为发生之始。肝膈之下垂者，又与气海相连，故能宣通先天之元气，以敷布于周身，而周身之气化，遂无处不流通也。至肝为外感所侵，其疏泄之力顿失，致脏腑中之气化不能传达于外，是以内虽蕴有实热，而四肢反逆冷，此所谓阴阳之气不相顺接也。至于病多呕吐者，亦因其疏泄之力外无所泻，遂至蓄极而上冲胃口，此多呕吐之所以然也。又胃为肝冲激不已，土为木伤，中气易漓，是以间有除中之病。除中者，脾胃之气已伤尽，而危在目前也。至于下利亦未必皆因脏寒，其因伏气化热窜入肝经，遏抑肝气太过，能激动其疏泄之

力上冲，亦可激动其疏泄之力下注以成下利，然所利者必觉热而不觉凉也。试举一治验之案以明之。(《医学衷中参西录·厥阴病乌梅丸证》)

吴茱萸汤

[组成] 吴茱萸洗，一升　人参三两　生姜切，六两　大枣擘，十二枚

[用法] 上四味，以水七升，煮取二升，去滓，温服七合，日三服。

[方论]《伤寒论》原文：少阴病，吐利，手足厥冷，烦躁欲死者，吴茱萸汤主之。

柯韵伯曰：少阴病，吐利、烦躁、四逆者死。四逆者，四肢厥冷兼臂、胫而言也，此云手足是指掌而言，四肢之阳犹在也。

陈古愚曰：师于不治之证，不忍坐视，专求阳明是得绝处逢生之妙，所以与通脉四逆汤、白通加猪胆汁汤三方鼎峙也。论云：食谷欲呕者属阳明也，吴茱萸汤主之。又云：干呕吐涎沫头痛者，吴茱萸汤主之。此阳明之正方也。或谓吴茱萸降浊阴之气为厥阴专药，然温中散寒，又为三阴并用之药，而佐以人参、姜、枣，又为胃阳衰败之神方也。

周伯度曰：吴茱萸树高丈余，皮青绿色，结实梢头。其气臊，故得木气多而用在于肝。叶紫、花紫、实紫，紫乃水火相乱之色。实熟于季秋，气味苦辛而温性且烈，是于水火相乱之中，操转旋拨乱之权，故能入肝伸阳戬阴而辟寒邪。味辛则升、苦则降，辛能散、苦能坚，亦升亦降，亦散亦坚，故上不至极上、下不至极下，第为辟肝中之寒邪而已。食谷欲呕者，肝受寒邪上攻其胃，不食谷则肝气犹舒，食谷则肝不能容而欲呕，与胃虚之有反胃迥殊，故非吴茱萸汤不治。夫肝邪上攻，则胃病为木乘土，下迫则肾病为子传母，迨子传母则吐利交作，而不只一吐矣，少阴自病下利已耳，未必兼吐，吐而利矣，未必兼逆冷烦躁吐利，而且手足逆冷烦躁欲死，非肝邪盛极而何！此时疗之，舍吴茱萸汤亦别无他法也。

按：上两节之议论，一主胃，一主肝。究之吴茱萸汤之实用，乃肝胃同治之剂也。至于此证烦躁欲死，非必因肝邪盛极，实因寒邪阻塞而心肾不交也。盖人心肾之气，果分毫不交，其人即危不旋踵，至于烦躁欲死，其心肾几分毫不交矣。夫心肾之所以相交者，实赖脾胃之气上下通行，是以内炼家以肾为婴儿，心为姹女，婴儿姹女相会，必赖黄婆为媒，黄婆者脾胃也。是以少阴他方中皆用干姜，而吴茱萸汤中则重用生姜至六两，取其温通之性，能升能降（生姜善发汗，是其能升；善止呕吐，是其能降），以开脾胃凝滞之寒邪，使脾胃之气上下通行，则心肾自能随脾胃气化之升降而息息相通矣。(《医学衷中参西录·少阴病吴茱萸汤证》)

硝石矾石散

[组成] 硝石　矾石

[加减] 其有实热者，可用茵陈、栀子煎汤送服。有食积者，可用生鸡内金、山楂煎汤送服。大便结者，可用大黄、麻仁煎汤送服。小便闭者，可用滑石、生杭芍煎汤送服。恶心呕吐者，可用赭石、青黛煎汤送服。左脉沉而无力者，可用生黄芪、生姜煎汤送服。右脉沉而无力者，可用白术、陈皮煎汤送服。其左右之脉沉迟而弦，且心中觉凉，色黄暗者，附子、干姜皆可加入汤药之中。脉浮有外感者，可先用甘草煎汤送服西药阿司匹林一瓦，出汗后再用甘草汤送服丸药。又凡服此丸药而嫌其味劣者，皆可于所服汤药中加甘草数钱以调之。

[用法] 用硝石、矾石等份为散，每服方寸匕（约重一钱），大麦粥送下。其用大麦粥者，所以调和二石之性，使之与胃相宜也。至愚用此方时，为散药难服，恒用炒熟大麦面，或小麦面亦可，与二石之末等份，和水为丸，如五味子大，每服二钱，随证择药之相宜者，数味煎汤送下（因药中已有麦面为丸，不必再送以大麦粥）。

[方论] 特是《金匮》治内伤黄疸，虽各有主方，而愚临证经验以

来，知治女劳疸之硝石矾石散不但治女劳疸甚效，即用以治各种内伤黄疸，亦皆可随手奏效。唯用其方时，宜随证制宜而善为变通耳。(《医学衷中参西录·论黄疸有内伤外感及内伤外感之兼证并详治法》)

小柴胡汤

[**组成**] 小柴胡汤原方：柴胡八钱　黄芩三钱　人参三两　甘草三钱　半夏洗，半升　生姜切，三钱　大枣擘，十二枚

后世用小柴胡汤分量：柴胡八钱　黄芩三钱　人参三钱　甘草三钱　清半夏四钱　生姜切，三钱　大枣擘，四枚

[**用法**] 上七味，以水一斗二升，煮取六升，去滓再煎，取三升，温服一升，日三服。

[**加减**] 若胸中烦而不呕，去半夏、人参，加瓜蒌实一枚。若渴者，去半夏，加人参，合前成四两半，栝楼根四两。若腹中痛，去黄芩，加芍药三两。若胁下痞硬，去大枣，加牡蛎四两。若心下悸，小便不利者，去黄芩，加茯苓四两。若不渴，外有微热者，去人参，加桂枝三两，温覆取微汗愈。若咳者，去人参、大枣，生姜，加五味子半升，干姜二两。

[**方论**] 陈修园曰：少阳介于两阳之间，须兼顾三经，故药不宜轻。去滓再煎者，因其方为和解之剂，再煎则药性和合，能使经气相融，不复往来出入也。古圣不但用药之妙，其煎法俱有精义。

按：去滓再煎，此中犹有他义。盖柴胡有升提之力，兼有发表之力，去滓重煎，所以去其发表之力也。然恐煎久并升提之力亦减，故重用至八两，而其三分之一，折为今之八钱也。唐容川曰：柴胡之力，能透胸前之膈。而仲景用柴胡以治少阳，其义尤精。少阳者，水中之阳，发于三焦，以行腠理，寄居胆中，以化水谷。必三焦之膜网通畅，肝胆之木火清和，而水中之阳乃能由内达外。柴胡茎中虚松有白瓤，通气，像人身三焦之膜网。膜网有纹理与肌肤筋骨相凑，故名腠理。少阳木火

郁于腠理而不达者，则作寒热。唯柴胡能达之，以其松虚像腠理能达阳气，且味清苦，能清三焦之火与胆中之火。其兼治太阳阳明者，则是通三焦之路，以达其气，乃借治非正治也。又曰：柴胡须用一茎直上，色青叶四面生，如竹叶而细，开小黄花者，乃为真柴胡，是仲景所用者。至于软柴胡、红柴胡、银柴胡，皆不堪用。(《医学衷中参西录·治伤寒方·小柴胡汤解》)

肝为厥阴，中见少阳，且有相火寄其中，故《内经》名为将军之官，其性至刚也。为其性刚，当有病时恒侮其所胜，以致脾胃受病，至有胀满、疼痛、泄泻种种诸证。因此方书有平肝之说，谓平肝即所以扶脾。若遇肝气横恣者，或可暂用而不可长用。因肝应春令，为气化发生之始，过平则人身之气化必有所伤损也。有谓肝于五行属木，木性原善条达，所以治肝之法当以散为补（方书谓肝以敛为泻以散为补）。散者即升发条达之也，然升散常用，实能伤气耗血，且又暗伤肾水以损肝木之根也。

有谓：肝恶燥喜润。燥则肝体板硬，而肝火肝气即妄动；润则肝体柔和，而肝火肝气长宁静。是以方书有以润药柔肝之法。然润药屡用，实与脾胃有碍，其法亦可暂用而不可长用。然则治肝之法将恶乎宜哉？

《内经》谓："厥阴不治，求之阳明。"《金匮》谓："见肝之病，当先实脾。"先圣后圣，其揆如一，此诚为治肝者之不二法门也。惜自汉、唐以还，未有发明其理者。独至黄坤载，深明其理谓："肝气宜升，胆火宜降。然非脾气之上行，则肝气不升，非胃气之下行，则胆火不降。"旨哉此言，诚窥《内经》《金匮》之精奥矣。由斯观之，欲治肝者，原当升脾降胃，培养中宫，俾中宫气化敦浓，以听肝木之自理。即有时少用理肝之药，亦不过为调理脾胃剂中辅佐之品。所以然者，五行之土原能包括金木水火四行，人之脾胃属土，其气化之敷布，亦能包括金木水火诸脏腑。所以脾气上行则肝气自随之上升，胃气下行则胆火自随之下降也。又《内经》论厥阴治法，有"调其中气，使之和平"之语。所谓调其中气者，即升脾降胃之谓也。所谓使之和平者，即升脾降胃而肝气自和平也。至仲景著《伤寒论》，深悟《内经》之旨，其厥阴治法有吴茱萸汤；厥阴与少阳脏腑相依，乃由厥阴而推之少阳治法，有小柴胡汤。二方中之人参、半夏、大枣、生姜、甘草，皆调和脾胃之要药也。且小柴胡汤以柴胡为主药，而《本经》谓其"主肠胃中结气，饮食积聚，寒热邪气，推陈致新。"三复《本经》之文，则柴胡实亦为阳明胃腑之药，而兼治少阳耳。欲治肝胆之病者，曷弗祖《内经》而师仲景哉！

独是肝之为病不但不利于脾，举凡惊痫、癫狂、眩晕、脑充血诸证，西人所谓脑气筋病者，皆与肝经有涉。盖人之脑气筋发源于肾，而分派于督脉，系淡灰色之细筋。肝原主筋，肝又为肾行气，故脑气筋之病实与肝脏有密切之关系也。治此等证者，当取五行金能制木之理，而多用五金之品以镇之，如铁锈、铅灰、金银箔、赭石（赭石铁氧化合亦含有金属）之类，而佐以清肝润肝之品，若羚羊角、青黛、芍药、龙胆草、牛膝（牛膝味酸入肝，善引血火下行，为治脑充血之要药，然须重用方见奇效）诸药，俾肝经风定火息，而脑气筋亦自循其常度，不至有种种诸病也。若目前不能速愈者，亦宜调补脾胃之药佐之，而后金属及寒凉之品可久服无弊。且诸证多系挟有痰涎，脾胃之升降自若而痰涎自消也。

又有至要之证，其病因不尽在肝，而急则治标，宜先注意于肝者，元气之虚而欲上脱者是也。其病状多大汗不止，或少止复汗，而有寒热往来之象。或危极至于戴眼，不露黑睛；或无汗而心中摇摇，需人按住；或兼喘促。此时宜重用敛肝之品，使肝不疏泄，即能堵塞元气将脱之路。迨至汗止、怔忡、喘促诸疾暂愈，而后徐图他治法。宜重用山茱萸净肉至二两（《本经》山萸肉主治寒热即指此证），敛肝即以补肝，而以人参、赭石、龙骨、牡蛎诸药辅之。拙著三期第一卷（处方编）来复汤后载有本此法挽回垂绝之证数则，可参阅也。

究之肝胆之为用，实能与脾胃相助为理。因五行之理，木能侮土，木亦能疏土也。（《医学衷中参西录·论肝病治法》）

张令韶曰：太阳之气，不能由胸出入，逆于胸胁之间，内干动于脏气，当借少阳之枢转而外出也。柴胡二月生苗，感一阳初生之气，香气直达云霄，又禀太阳之气，故能从少阳之枢以达太阳之气。半夏生当夏半，感一阴之气而生，启阴气之上升者也。黄芩气味苦寒，外实而内空腐，能解形身之外热。甘草、人参、大枣，助中焦之脾土，由中而达外。生姜所以发散宣通者也，此从内达外之方也。原本列于太阳，以无论伤寒、中风，至五六日之间，经气一周，又当来复于太阳，往来寒热为少阳之枢象，此能达太阳之气从枢以外出，非解少阳也。各家俱移入少阳篇，到底是后人识见浅处。又曰：太阳之气，不能从胸出入，逆于胸胁之间，虽不干动在内有形之脏真，而亦干动在外无形之脏气。然见一脏之证，不复更见他脏，故有七或证也。胸中烦者，邪气内侵君主，故去半夏之燥。不呕者，胃中和而不虚，故去人参之补，加瓜蒌实之苦寒，导火热以下降也。渴者，阳明燥金气盛，故去半夏之辛，倍人参以生津，加栝楼根引阴液以上升也。腹中痛者，邪干中土，故去黄芩之苦寒，加芍药以通脾络也。胁下痞硬者，厥阴肝气不舒，故加牡蛎之纯牡能破肝之牝脏，其味咸能软坚，兼除胁下之痞，去大枣之甘缓，欲其行之捷也。心下悸、小便不利者，肾气上乘而积水在下，故去黄芩恐苦寒以伤君火，加茯苓保心气以制水邪也。不渴而外有微热者，其病仍在太阳，故不必用生液之人参，宜加解外之桂枝，覆取微汗也。咳者伤肺，肺气上逆，故加干姜之热以温肺，五味之敛以降逆，凡咳皆去人参，长沙之秘旨，既有干姜之温，不用生姜之散，既用五味之敛，不用大枣之缓也。

或问：传经之次第，自太阳传阳明，因太阳主皮肤，阳明主肌肉，皮肤之内即肌肉也，至阳明传少阳，亦显有道路可指者乎？答曰：善哉问也，欲求医学进步，原当如此研究也。子知阳明主肌肉，亦知少阳主膜乎？肌肉之中有膜，肌肉之底面亦为膜，即人身躯壳里边腔上之肉皮也。阳明之邪入腑者，不复传矣，其不入腑而传者，由肌肉之浅处以深传不已，必能达于底面之膜，此膜原足少阳主之也。邪传至此，因其膜多与肉紧贴无隙存留，遂皆聚于两胁板油之中，此乃足少阳之大都会，油质原来松缓，膜与肉相离又绰有余地，是以可容邪伏藏也，此阳明传少阳，显然可指之道路也。至《内经》谓，少阳为枢者（《内经》谓太阳主开，阳明主阖，少阳为枢），乃自下上升之枢，即由内转外之枢也。盖板油之膜原，上与膈膜相连，外邪至此，不能透膜而出，遂缘板油之膜上升至膈，直欲透膈膜而上出，是以少阳之病多数喜呕也，此乃病机之上越也。故方中重用柴胡，正所以助少阳之枢转以引邪外出也。犹恐其枢转之力或弱，故又助以人参，以厚其上升之力，则少阳之邪直能随少阳之气透膈上出矣。用半夏者，因其生当夏半，能通阴阳和表里，且以病本喜呕，而又升以柴胡助以人参，少阳虽能上升，恐胃气亦因之上逆，则欲呕之证仍难愈，用半夏协同甘草、姜、枣降胃兼以和胃也。用黄芩者，以其形原中空，故善清躯壳之热，且亦以解人参之偏热也。

小柴胡汤证，原忌发汗，其去滓重煎者，原所以减柴胡发表之力，欲其但上升而不外达也。乃太阳篇一百零三节，服小柴胡汤后，竟有发热汗出之文，读《伤寒论》者，恒至此而生疑，注疏家亦未见有详申其义者，今试录其原文细研究之。

《伤寒论》原文：凡柴胡汤证而下之，若柴胡证不罢者，复与小柴胡汤，必蒸蒸而振，却发热汗出而解。

服小柴胡汤，以引少阳之邪透膈上出而无事出汗，原为小柴胡汤证治法之正规。然药力之上升透膈颇难，必赖其人之正气无伤，药借正气以运行之而后可以奏效。至误下者，足少阳之邪多散漫于手少阳三焦脂膜之中，仍投以小柴胡汤，其散漫于手少阳者，遂可借其和解宣通之力，达于太阳而汗解矣。其留于胁下板油中者，因误降伤气，无力上达，亦遂借径于手少阳而随之汗解，故于汗出上特加一却字，言非发其汗而却由汗解，此乃因误下之后而使然，以明小柴胡汤原非发汗之药也。其汗时必发热蒸蒸而振者，有战而后汗意也。盖少阳之病由汗解，原非正路，而其留于胁下之邪作汗解尤难，乃至服小柴胡汤后，本欲上透膈膜，因下后气虚，不能由上透出，而其散漫于手少阳者，且又以同类相招，遂于蓄极之时而开旁通之路，此际几有正气不能胜邪气之势，故汗之先必发热而振动，此小柴胡汤方中所以有人参之助也。是以愚用此方时，于气分壮实者，恒不用人参，而于误服降药后及气虚者，则必用人参也。

人身之膜，原无处不相联络，女子之胞室亦膜也。其质原两膜相合，中为夹室，男女皆有，男以化精，女以通经，故女子之胞室亦曰血室。当其经水初过之时，适有外感之传经者乘虚袭入，致现少阳证病状，亦宜治以小柴胡汤，《伤寒论》中亦曾详论之矣。

《伤寒论》原文：妇人中风，七八日续得寒热，发作有时，经水适断者，此为热入血室。其血必结，故使如疟状，发作有时，小柴胡汤主之。

唐容川注曰：邪在表里之间，只能往来寒热而不发作有时。唯疟证邪客风府，或疟母结于胁下膜油之中，卫气一日一周，行至邪结之处欲出不得，相争为寒热，所以发作有时也。夫卫气者，发于膀胱水中达出血分，血为营，气为卫，此证热入血室，在下焦膜网之中，其血必结，阻其卫气，至血结之处相争则发寒热，卫气已过则寒热止，是以发作有时，与疟无异。原文故使二字，明言卫气从膜中出，血结在膜中，故使卫气不得达也。用柴胡透达膈膜而愈，知热入血室在膜中，即知疟亦在膜中矣。

伤寒之病既自阳明传少阳矣，间有遵少阳之法治之，其证复转阳明者。此虽仅见之证，亦宜详考治法。

《伤寒论》原文：服柴胡汤已，渴者属阳明也，当以法治之。

喻嘉言曰：风寒之邪，从阳明而传少阳，起先不渴，里证未具，及服小柴胡汤已，重加口渴，则邪还阳明，而当调胃以存津液矣。然不曰攻下，而曰以法治之，意味无穷。盖少阳之寒热往来，间有渴证，倘少阳未罢而恣言攻下，不自犯少阳之禁乎？故见少阳重转阳明之证，但云以法治之，其法维何？即发汗利小便已，胃中燥烦，实大便难之说也。若未利其小便，则有猪苓、五苓之法，若津液热炽，又有人参白虎之法，仲景圆机活泼，人存政举，未易言矣。

按：少阳证，不必皆传自阳明也。其人若胆中素有积热，偶受外感，即可口苦、心烦、寒热往来，于柴胡汤中加生石膏、滑石、生杭芍各六钱，从小便中分消其热，服后即愈。若其左关甚有力者，生石膏可用至一两（小柴胡汤证宜加石膏者甚多，不但此证也），自无转阳明之虞也。

按：小柴胡汤本为平和之剂，而当时医界恒畏用之，忌柴胡之升提也。即名医若叶天士，亦恒于当用柴胡之处避而不用，或以青蒿代之。诚以古今之人，禀赋实有不同，古人禀质醇厚，不忌药之升提，今人体质多上盛下虚，上焦因多有浮热，见有服柴胡而头疼目眩者，见有服柴胡而齿龈出血者，其人若素患吐血及脑充血证者，尤所忌服。至愚用小柴胡汤时，恒将原方为之变通，今试举治验之数案以明之。（《医学衷中参西录·论小柴胡汤证》）

小青龙汤

[小青龙汤原方组成] 麻黄去节，三两　芍药三两　细辛三两　干姜三两　甘草三两　桂枝去皮，三两　五味子半升　半夏汤洗，半升

[用法] 上八味，以水一斗，先煮麻黄，减二升，去上沫，纳诸药，煮取三升，去滓，温服一升。

[后世所用小青龙汤分量] 麻黄二钱　生杭芍三钱　干姜一钱　甘草钱半　桂枝尖二钱　清半夏二钱　五味子钱半　细辛一钱

[用法] 煎一盅作一次服。

[**加减**]若微利者，去麻黄，加莞花，如鸡子大，熬令赤色（古以熬字作炒字用）。若渴者，去半夏、加栝楼根三两。若噎者（即呃逆），去麻黄，加附子（一枚，炮）。若小便不利、少腹满，去麻黄，加茯苓四两。若喘者，去麻黄，加杏仁半升，去皮尖。（《医学衷中参西录·治伤寒方·小青龙汤解》）

　　此后世方书所载小青龙汤分量，而愚略为加减也。喘者原去麻黄，加杏仁。愚于喘证之证脉俱实者，又恒加杏仁三钱，而仍用麻黄一钱，则其效更捷。若证虽实而脉象虚弱者，麻黄即不宜用，或只用五分，再加生山药三钱以佐之亦可。唯方中若加生石膏者，仍可用麻黄一钱，为石膏能监制麻黄也。

　　《伤寒论》用小青龙汤无加石膏之例。而《金匮》有小青龙加石膏汤，治肺胀，咳而上气，烦躁而喘，脉浮者，心下有水。是以愚治外感痰喘之挟热者，必遵《金匮》之例，酌加生石膏数钱，其热甚者又常用至两余。（《医学衷中参西录·用小青龙汤治外感痰喘之经过及变通之法》）

　　按：莞花今人罕用，修园谓可以茯苓代之。（《医学衷中参西录·治伤寒方·小青龙汤解》）

　　按：莞花近时无用者，《医宗金鉴》注，谓系芫花之类，攻水之力甚峻，用五分可令人下数十次，当以茯苓代之。又噎字，注疏家多以呃逆解之，字典中原有此讲法，然观其去麻黄加附子，似按寒痰凝结梗塞咽喉解法，方与所加之药相宜。（《医学衷中参西录·太阳病小青龙汤证》）

　　[**方论**]一为小青龙汤。其方外能解表，内能涤饮，以治外感痰喘诚有奇效，中风、伤寒、温病皆可用。然宜酌加生石膏，以调麻、桂、姜、辛之热方效。是以《伤寒论》小青龙汤无加石膏之例，而《金匮》有小青龙加石膏汤，所以补《伤寒论》之未备也。至愚用此汤时，遇挟有实热者，又恒加生石膏至一两强也。（《医学衷中参西录·温病之治法详于〈伤寒论〉解》）

　　《伤寒论》小青龙汤治喘，去麻黄加杏仁者，因喘者多兼元气不能收摄，故不取麻黄之温散，而代以杏仁之苦降。至《金匮》小青龙加石膏汤，有石膏之寒凉镇重，自能监制麻黄，不使过于温散。故虽治喘而肺胀兼烦躁者，不妨仍用麻黄。为不去麻黄，所以不必加杏仁也。唯此汤与越婢加半夏汤，皆主肺胀作喘，而此汤所主之证又兼烦躁，似更热于越婢加半夏汤所主之证。乃越婢加半夏汤中石膏半斤，小青龙汤所加之石膏只二两，且又有桂枝、姜、辛诸药为越婢加半夏汤中所无，平均其药性，虽加石膏二两，仍当以热论，又何以治肺胀烦躁作喘乎？由斯知其石膏之分量必有差误。是以愚用此方时，必使石膏之分量远过于诸药之分量，而后能胜热定喘，有用此汤者尚其深思愚言哉。

又曰：娄东胡卤臣先生，昌所谓贤士大夫也。凤昔痰饮为恙，夏日地气上升，痰即内动。设有外感，膈间痰即不行，两三日瘥后，当胸尚结小痤。无医不询，无方不考，乃至梦寐恳求大士治疗，因而闻疾思苦，深入三摩地位，荐分治病手眼，今且仁智兼成矣。昌昔谓膀胱之气流行，地气不升，则天气常朗。其偶受外感，则仲景之小青龙汤一方，与大士水月光中大圆镜智无以异也。盖无形之感，挟有形之痰，互为胶漆，其当胸窟宅适在太阳经位，唯于麻、桂方中倍加五味、半夏以涤饮而收阴，加干姜、细辛以散结而分邪，合而用之，令药力适在痰饮窟结之处，攻击片时，则无形之感从肌肤出，有形之痰从水道出，顷刻分解无余，而膺胸空旷不复丛生小痤矣。若泥麻、桂甘温，减去不用，则不成为龙矣。将恃何物为翻波鼓浪之具乎？观喻氏二节之论，实能将小青龙汤之妙用尽行传出。其言词之妙，直胜于生公说法矣。(《医学衷中参西录·用小青龙汤治外感痰喘之经过及变通之法》)

外感之证，皆忌用五味，而兼痰嗽者尤忌之，以其酸敛之力甚大，能将外感之邪锢闭肺中而终身成痨嗽也。唯与干姜并用，济之以至辛之味，则分毫无碍。按五行之理，辛可胜酸，《内经》有明文。徐氏《本草百种录》中亦论之甚详。

肺具阖辟之力，其阖辟之力适均，且机关灵动活泼，则呼吸自顺。

陈修园曰：干姜以司肺之辟，五味以司肺之阖，细辛以发动其阖辟活动之机，小青龙汤中，当以此三味为主，故他药皆可加减，此三味则缺一不可。

按：五味能阖，干姜能辟，其理易明，至细辛能发动其阖辟之机，其理甚邃。盖细辛味辛，而细嚼之，有酸收之意，《本经》谓主咳逆上气，是此一药不但味辛能辟，而又能阖也，其所以能发动阖辟之机者，诚在于斯。

细辛有服不过钱之说，是言单服此一味也。若入汤剂，有他药渣相混，即用一钱，不过有半钱之力，若再少用，即不能成功矣。故用小青龙汤者，细辛必以一钱为度。

麻黄能泻肺气以定喘，桂枝能降肺气以定喘。外感痰喘，多有兼气虚者，故不敢用麻黄泻肺，而易以杏仁，助桂枝以降肺。由是观之，若其气分不虚，而证又甚实，不去麻黄亦可，或加杏仁，减麻黄之半亦可。况《金匮》小青龙加石膏汤，治肺胀作喘，原不去麻黄，亦不加杏仁。盖加石膏，即可以不去麻黄，为有麻黄，所以不用杏仁。若遇其气分甚虚者，虽加石膏，亦宜以杏仁代麻黄，而又加参也。(《医学衷中参西录·治伤寒方·小青龙汤解》)

喻嘉言曰：桂枝、麻黄汤无大小，而青龙汤有大小者，以桂枝、麻黄之变化多；大青龙汤之变法，不过于桂、麻二方内施其化裁，或增或去，或饶或减，其中神化莫可端倪。又立小青龙一法，散邪之功兼乎涤饮，取义山泽小龙养成头角，乘雷雨而翻江搅海，直奔龙门之义，用以代大青龙，而擅江河行水之力，立法诚大备也。因经叔和编次，漫无统纪。昌于分篇之际，特以大青龙为纲，于中麻、桂诸法悉统于青龙项下，拟为龙背、龙腰、龙腹，然后以小青龙尾之，或飞、或潜，可弥、可伏，用大、用小，曲畅无遗，居然仲景通天手眼，驭龙心法矣。昔有善画龙者，举笔凝思，而青天忽生风雨。吾不知仲景制方之时，其为龙乎，其为仲景乎，必有倏焉雷雨满盈（大青龙汤），倏焉密云不雨（桂枝二越婢一汤），倏焉波浪奔腾（小青龙汤），倏焉天日开朗（真武汤），以应其生心之化裁者。神哉青龙等方，即拟为九天龙经可也。（《医学衷中参西录·用小青龙汤治外感痰喘之经过及变通之法》）

寒温中，皆有痰喘之证，其剧者甚为危险。医者自出私智治之，皆不能效，唯治以小青龙汤，或治以小青龙加石膏汤，则可随手奏效。然寒温之证，兼喘者甚多，而有有痰无痰与虚实轻重之分，又不必定用小青龙汤也。今将其证，分列数条于下，审证施治，庶几不误。（《医学衷中参西录·治伤寒方·小青龙汤解》）

小青龙汤所兼主诸病，喘居其末，而后世治外感痰喘者，实以小青龙汤为主方，是小青龙汤为外感中治痰饮之剂，实为理肺之剂也。肺主呼吸，其呼吸之机关在于肺叶之阖辟，其阖辟之机自如，喘病自愈。是以陈修园谓：小青龙汤当以五味、干姜、细辛为主药，盖五味子以司肺之阖，干姜以司肺之辟，细辛以发动其阖辟活泼之机，故小青龙汤中诸药皆可加减，独此三味不可加减。

按：陈氏此论甚当，至其谓细辛能发动阖辟活泼之灵机，此中原有妙理。盖细辛人皆知为足少阴之药，故伤寒少阴证多用之，然其性实能引足少阴与手少阴相交，是以少阴伤寒，心肾不交而烦躁者宜用之，又能引诸药之力上达于脑，是以阴寒头疼者必用之，且其含有龙脑气味，能透发神经使之灵活，自能发动肺叶阖辟之机使灵活也。又邹润安谓：凡风气寒气，依于精血、津液、便溺、涕唾以为患者，并能曳而出之，使相离而不相附，审斯则小青龙汤中之用细辛，亦所以除水气中之风寒也。

仲景之方，用五味即用干姜，诚以外感之证皆忌五味，而兼痰嗽者尤忌之，以其酸敛之力甚大，能将外感之邪锢闭肺中永成痨嗽，唯济之以干姜至辛之味，则无碍。诚以五行之理，辛能胜酸，《内经》有明文也。徐氏《本草百种注》中论之甚详，而愚近时临证品验，则另有心得，盖五味之皮虽酸，其仁则含有辛味，以仁之辛济皮之酸，自不至因过酸生弊，是以愚治痨嗽，恒将五味捣碎入煎，少佐以射干、牛蒡诸药即能奏效，不必定佐以干姜也。

特是医家治外感痰喘喜用麻黄，而以小青龙汤治外感之喘，转去麻黄加杏仁，恒令用者生疑。近见有彰明登诸医报而议其非者，以为既减去麻黄，将恃何者以治外感之喘乎？不知《本经》谓桂枝主上气咳逆、吐吸，是桂枝原能降气定喘也。诚以喘虽由于外感，亦恒兼因元气虚损不能固摄，麻黄虽能定喘，其得力处在于泻肺，恐于元气素虚者不宜，是以不取麻黄之泻肺，但取桂枝之降肺，更加杏仁能降肺兼能利痰祛邪之品以为之辅佐，是以能稳重建功也。

《伤寒论》小青龙汤为治外感因有水气作喘之圣方，而以治后世痰喘证，似有不尽吻合之处，诚以《伤寒论》所言之水气原属凉，而后世所言之痰喘多属热也。为其属热，则借用小青龙汤原当以凉药佐之。尝观小青龙汤后诸多加法，原无加石膏之例，至《金匮》治肺胀作喘，则有小青龙加石膏汤矣。仲景当日先著《伤寒论》，后著《金匮要略》,《伤寒论》中小青龙汤无加石膏之例，是当其著《伤寒论》时犹无宜加石膏之证也。至《金匮》中载有小青龙加石膏汤，是其著《金匮》时已有宜加石膏之证也。夫仲景先著《伤寒论》后著《金匮要略》，相隔不过十余年之间耳，而其病随气化之更变即迥有不同，况上下相隔千余年乎？是以愚用小青龙汤以治外感痰喘，必加生石膏两许，或至一两强，方能奏效。盖如此多用石膏，不唯治外感之热且以解方中药性之热也。为有石膏以监制麻黄，若遇脉之实者，仍宜用麻黄一钱。(《医学衷中参西录·太阳病小青龙汤证》)

燮理汤

[**组成**] 生山药八钱　金银花五钱　生杭芍六钱　牛蒡子炒，捣，二钱　甘草二钱　黄连钱半　肉桂去粗皮，将药煎至数十沸再入，一钱半

[**主治**] 治下痢服前药未痊愈者。若下痢已数日，亦可迳服此汤。

又治噤口痢。

[加减] 单赤痢加生地榆二钱，单白痢加生姜二钱，血痢加鸦胆子二十粒（去皮），药汁送服。

[方论] 痢证古称滞下，所谓滞下者，诚以寒火凝结下焦，瘀为脓血，留滞不下，而寒火交战之力又逼迫之，以使之下也。故方中黄连以治其火，肉桂以治其寒，二药等份并用，阴阳燮理于顷刻矣。用白芍者，《伤寒论》诸方腹疼必加芍药协同甘草，亦燮理阴阳之妙品。且痢证之噤口不食者，必是胆火逆冲胃口，后重里急者，必是肝火下迫大肠，白芍能泻肝胆之火，故能治之。矧肝主藏血，肝胆火戢，则脓血自敛也。用山药者，滞下久则阴分必亏，山药之多液，可滋脏腑之真阴，且滞下久，则气化不固，山药之收涩，更能固下焦之气化也。又白芍善利小便，自小便以泻寒火之凝结。牛蒡能通大便，自大便以泻寒火之凝结。金银花与甘草同用，善解热毒，可预防肠中之溃烂。单白痢则病在气分，故加生姜以行气。单赤痢则病在血分，故加生地榆以凉血。至痢中多带鲜血，其血分为尤热矣，故加鸦胆子以大清血分之热。拙拟此方以来，岁遇患痢者不知凡几，投以此汤，即至剧者，连服数剂亦必见效。

痢证，多因先有积热，后又感凉而得。或饮食贪凉，或寝处贪凉，热为凉迫，热转不散。迨历日既多，又浸至有热无凉，犹伤于寒者之转病热也。所以此方虽黄连、肉桂等份并用，而肉桂之热，究不敌黄连之寒。况重用白芍，以为黄连之佐使，是此汤为燮理阴阳之剂，而实则清火之剂也。

或问：以此汤治痢，虽在数日之后，或服化滞汤之后，而此时痢邪犹盛，遽重用山药补之，独无留邪之患乎？答曰：山药虽饶有补力，而性略迟钝，与参、芪之迅速者不同。在此方中，虽与诸药同服，约必俟诸药之凉者、热者、通者、利者，将痢邪消融殆尽，而后大发其补性，以从容培养于诸药之后，俾邪去而正已复，此乃完全之策，又何至留邪乎？且山药与芍药并用，大能泻上焦之虚热，与痢之噤口者尤宜。是以愚用此汤，遇痢之挟虚与年迈者，山药恒用至一两，或至一两强也。

或问：地榆方书多炒炭用之，取其黑能胜红，以制血之妄行。此方治单赤痢加地榆，何以独生用乎？答曰：地榆之性，凉而且涩，能凉血兼能止血，若炒之则无斯效矣，此方治赤痢所以必加生地榆也。且赤痢之证，其剧者，或因肠中溃烂。林屋山人治汤火伤，皮肤溃烂，用生地榆末和香油敷之甚效。夫外敷能治皮肤因热溃烂，而内服亦当有此效可知也。鸦胆子一名鸭蛋子，苦参所结之子也，不但善治血痢，凡诸痢证皆可用之。即纯白之痢，用之亦有效验，而以治噤口痢、烟后痢尤多奇效，并治大小便因热下血。其方单用鸦胆子（去皮），择成实者五六十粒，白砂糖化水送服，日两次，大有奇效。若下血因凉者，亦可与温补之药同用。其善清血热，而性非寒凉，善化瘀滞，而力非开破，有祛邪之能，兼有补正之功，诚良药也。坊间将鸦胆子去皮，用益元散为衣，治二便下血如神，名曰菩提丹，赞有其神灵之功也。（《医学衷中参西录·治痢方·燮理汤》）

旋覆代赭石汤

[**组成**] 旋覆花三两　人参二两　生姜切，五两　代赭石一两　大枣擘，十二枚　甘草炙，三两　半夏洗，半升

[**用法**] 上七味，以水一斗，煮取六升，去滓，再煮取三升，温服一升，日三服。

[**方论**] 人之胃气，其最重之责任在传送饮食，故以息息下行为顺。乃此证因汗吐下伤其胃气，则胃气不能下行，或更转而上逆。下焦之冲脉（为奇经八脉之一），原上隶阳明，因胃气上逆，遂至引动冲气上冲，更助胃气上逆。且平时肝气原能助胃消食，至此亦随之上逆，团结于心下痞而且硬，阻塞呼吸之气不能上达，以致噫气不除。噫气者，强呼其气外出之声也。此中原有痰涎与气相凝滞，故用旋覆花之逐痰水除胁满

者，降胃兼以平肝；又辅以赭石、半夏降胃即以镇冲；更伍以人参、甘草、大枣、生姜以补助胃气之虚，与平肝降胃镇冲之品相助为理，奏功自易也。

　　按：赭石之原质为铁氧化合，含有金气而兼饶重坠之力，故最善平肝、降胃、镇冲，在此方中当得健将，而只用一两，折为今之三钱，三分之则一剂中只有一钱，如此轻用必不能见效。是以愚用此方时，轻用则六钱，重用则一两。盖如此多用，不但取其能助旋覆、半夏以平肝、降胃、镇冲也，且能助人参以辅助正气。盖人参虽善补气，而实则性兼升浮，唯借赭石之重坠以化其升浮，则人参补益之力下行可至涌泉，非然者但知用人参以补气，而其升浮之性转能补助逆气，而分毫不能补助正气，是用之不如不用也。是以愚从屡次经验以来，知此方中之赭石，即少用亦当为人参之三倍也。夫当世出一书，一经翻印其分量即恒有差谬，况其几经口授、传写，至宋代始有印版，安知药味之分量分毫无差误乎？夫郭公、夏五、三豕渡河之类，古经史且不免差误，况医术乎？用古不至泥古，此救人为宗旨，有罪我者亦甘受责而不敢辞也。再者为赭石为铁氧化合宜生轧细用之，不宜煅用，若锻之，则铁氧分离（赭石原是铁矿，以火锻之铁即外出），即不堪用，且其质虽硬，实同铁锈（铁锈亦系铁氧化合），即作丸散亦可生用，于脾胃固毫无伤损也。（《医学衷中参西录·太阳病旋覆代赭石汤证》）

益脾饼

　　[**组成**] 白术四两　干姜二两　鸡内金二两　熟枣肉半斤

　　[**主治**] 治脾胃湿寒，饮食减少，长作泄泻，完谷不化。

　　[**用法**] 上药四味，白术、鸡内金皆用生者，每味各自轧细焙熟（先轧细而后焙者，为其焙之易匀也）。再将干姜轧细，共和枣肉，同捣如泥，作小饼。木炭火上炙干，空心时，当点心，细嚼咽之。

　　[**方论**] 曾为友人制此方，和药一料，服之而愈者数人。后屡试此

方，无不效验。(《医学衷中参西录·治泄泻方·益脾饼》)

玉烛汤

[组成] 生黄芪五钱　生地黄六钱　玄参四钱　知母四钱　当归三钱　香附醋炒，三钱　柴胡一钱五分　甘草一钱五分

[主治] 治妇女寒热往来，或先寒后热，汗出热解，或月事不调，经水短少。

[用法] 汗多者，以茵陈易柴胡，再加黄肉数钱。热多者，加生杭芍数钱。寒多者，加生姜数钱。(《医学衷中参西录·治女科方·玉烛汤》)

越婢汤

[组成] 麻黄　石膏　生姜　甘草　大枣

[主治] 治风水。

[方论] 用越婢汤治风水，愚曾经验，遇药病相投，功效甚捷。其方《金匮》以治风水恶风，一身悉肿，脉浮不渴，续自汗出，无大热者。而愚临证体验以来，即非续自汗出者用之亦可，若一剂而汗不出者，可将石膏易作滑石（分量须加重）。(《医学衷中参西录·治癃闭方·加味苓桂术甘汤》)

赭遂攻结汤

[组成] 生赭石轧细，二两　朴硝五钱　干姜二钱　甘遂轧细，药汁送服，一钱半

[主治] 治宿食结于肠间，不能下行，大便多日不通。其证或因饮食过度，或因恣食生冷，或因寒火凝结，或因呕吐既久，胃气、冲气皆上逆不下降。

[加减] 热多者，去干姜。寒多者，酌加干姜数钱。呕多者，可先

用赭石一两、干姜半钱煎服，以止其呕吐。呕吐止后，再按原方煎汤，送甘遂末服之。

[方论] 朴硝虽能软坚，然遇大便燥结过甚，肠中毫无水气者，其软坚之力，将无所施。甘遂辛窜之性，最善行水，能引胃中之水直达燥结之处，而后朴硝因水气流通，乃得大施其软坚之力，燥结虽久，亦可变为溏粪，顺流而下也。特是甘遂力甚猛悍，以攻决为用，能下行亦能上达，若无以驾驭之，服后恒至吐泻交作。况此证多得之涌吐之余，或因气机不能下行，转而上逆，未得施其攻决之力，而即吐出者。故以赭石之镇逆，干姜之降逆，协力下行，以参赞甘遂成功也。且干姜性热，朴硝性寒，二药并用，善开寒火之凝滞。寒火之凝滞于肠间者开，宿物之停滞于肠间者亦易开也。愚用此方救人多矣，即食结中脘、下脘，亦未有不随手奏效者。(《医学衷中参西录·治燥结方·赭遂攻结汤》)

真武汤

[组成] 茯苓三两　芍药三两　生姜切，三两　白术二两　附子炮，去皮，破八片，一枚

[主治] 上五味，以水八升，煮取三升，去滓，温服七合，日三服。

[加减] 若咳者，加五味子半升，细辛、干姜各一两；若小便利者，去茯苓；若下利者，去芍药，加干姜二两；若呕者，去附子，加生姜足前成半斤。

[方论] 罗东逸曰：真武者，北方司水之神也，以之名汤者，藉以镇水之义也。夫人一身制水者脾，主水者肾也。肾为胃关，聚水而从其类，倘肾中无阳，则脾之枢机虽运，而肾之关门不开，水即欲行以无主制，故泛溢妄行而有是证也。用附子之辛温壮肾之元阳，则水有所主矣。白术之温燥，建立中土，则水有所制矣。生姜之辛散，佐附子以补阳，于补水中寓散水之意。茯苓之渗淡，佐白术以建土，于制水中寓利水之道焉。而尤重在芍药之苦降，其旨甚微。盖人身阳根于阴，若徒以

辛热补阳，不少佐以苦降之品，恐真阳飞越矣。芍药为春花之殿，交夏而枯，用之以亟收散漫之阳气而归根。下利减芍药者，以其苦降涌泻也。加干姜者，以其温中胜寒也。水寒伤肺则咳，加细辛、干姜者，胜水寒也。加五味子者，收肺气也。小便利者，去茯苓，恐其过利伤肾也。呕者，去附子倍生姜，以其病非下焦，水停于胃，所以不须温肾以行水，只当温胃以散水，且生姜功能止呕也。（《医学衷中参西录·少阴病真武汤证》）

振颓汤

[**组成**] 生黄芪六钱　知母四钱　野台参三钱　於术三钱　当归三钱　生明乳香三钱　生明没药三钱　威灵仙钱半　干姜二钱　牛膝四钱

[**主治**] 治痿废。

[**加减**] 热者，加生石膏数钱，或至两许。寒者，去知母，加乌附子数钱。筋骨受风者，加明天麻数钱。脉弦硬而大者，加龙骨、牡蛎各数钱，或更加山萸肉亦佳。骨痿废者，加鹿角胶、虎骨胶各二钱（另炖同服）。然二胶伪者甚多，若恐其伪，可用续断、菟丝子各三钱代之。手足皆痿者，加桂枝尖二钱。

[**方论**] 痿证之大旨，当分为三端。有肌肉痹木，抑搔不知疼痒者。其人或风寒袭入经络；或痰涎郁塞经络；或风寒痰涎，互相凝结经络之间，以致血脉闭塞，而其原因，实由于胸中大气虚损。盖大气旺，则全体充盛，气化流通，风寒痰涎，皆不能为恙。大气虚，则腠理不固，而风寒易受，脉管湮淤，而痰涎易郁矣。有周身之筋拘挛，而不能伸者。盖人身之筋以宗筋为主，而能荣养宗筋者，阳明也。其人脾胃素弱，不能化谷生液，以荣养宗筋，更兼内有蕴热以铄耗之，或更为风寒所袭，致宗筋之伸缩自由者，竟有缩无伸，浸成拘挛矣。有筋非拘挛，肌肉非痹木，唯觉骨软不能履地者，乃骨髓枯涸，肾虚不能作强也。故方中用黄芪以补大气。白术以健脾胃。当归、乳香、没药以流通血脉，灵仙以

祛风消痰，恐其性偏走泄，而以人参之气血兼补者佐之。干姜以开气血之痹。知母以解干姜、人参之热，则药性和平，可久服而无弊。其阳明有实热者，加石膏以清阳明之热，仿《金匮》风引汤之义也。营卫经络有凝寒者，加附子以解营卫经络之寒，仿《金匮》近效术附汤之义也。至其脉弦硬而大，乃内风煽动，真气不固之象，故加龙骨、牡蛎以息内风敛真气。骨痿者加鹿胶、虎胶取其以骨补骨也。筋骨受风者，加明天麻取其能搜筋骨之风，又能补益筋骨也。若其痿专在于腿，可但用牛膝以引之下行。若其人手足并痿者，又宜加桂枝兼引之上行。盖树之有枝，犹人之有指臂，故桂枝虽善降逆气，而又能引药力达于指臂间也。

或问：此方治痿之因热者，可加生石膏至两许，其证有实热可知，而方中仍用干姜何也？答曰：《金匮》风引汤治热瘫痫之的方，原石膏、寒水石与干姜并用。盖二石性虽寒而味则淡，其寒也能胜干姜之热，其淡也不能胜干姜之辣。故痿证之因热者，仍可借其异常之辣味，以开气血之痹也。(《医学衷中参西录·治肢体痿废方·振颓汤》)

镇逆汤

[组成] 生赭石轧细，六钱　青黛二钱　清半夏三钱　生杭芍四钱　龙胆草三钱　吴茱萸一钱　生姜二钱　野台参二钱

[主治] 治呕吐，因胃气上逆，胆火上冲者。(《医学衷中参西录·治呕吐方·镇逆汤》)

炙甘草汤

[组成] 甘草炙，四两　生姜切，三两　桂枝去皮，三两　人参二两　生地黄一斤　阿胶二两　麦门冬半升　麻子仁半升　大枣擘，三十枚

[用法] 上九味，以清酒七升，水八升，先煮八味，取三升，去滓，纳胶，烊化消尽，温服一升，日三服。

[方论] 一名复脉汤。

陷胸、泻心诸方，大抵皆治外感之实证，乃有其证虽属外感，而其人内亏实甚者，则《伤寒论》中炙甘草汤所主之证是也。

《伤寒论》原文：伤寒脉结代，心动悸，炙甘草汤主之。

脉之跳动，偶有止时，其止无定数者为结，言其脉结而不行，是以中止也；止有定数者曰代，言其脉至此即少一跳动，必需他脉代之也。二脉虽皆为特别病脉，然实有轻重之分，盖结脉止无定数，不过其脉偶阻于气血凝滞之处，而有时一止，是以为病犹轻；至代脉则止有定数，是脏腑中有一脏之气内亏，不能外达于脉之部位，是以为病甚重也。其心动悸者，正其结代脉之所由来也。

按：炙甘草汤之用意甚深，而注疏家则谓方中多用富有汁浆之药，为其心血亏少，是以心中动悸以致脉象结代，故重用富有汁浆之药，以滋补心血，为此方中之宗旨，不知如此以论此方，则浅之乎视此方矣。试观方中诸药，唯生地黄（即干地黄）重用一斤，地黄原补肾药也，唯当时无熟地黄，多用又恐其失于寒凉，故煮之以酒七升、水八升，且酒水共十五升，而煮之减去十二升，是酒性原热，而又复久煮，欲变生地黄之凉性为温性者，欲其温补肾脏也。盖脉之跳动在心，而脉之所以跳动有力者，实赖肾气上升与心气相济，是以伤寒少阴病，因肾为病伤，遏抑肾中气化不能上与心交，无论其病为凉为热，而脉皆微弱无力是明征也。由斯观之，是炙甘草汤之用意，原以补助肾中之气化，俾其壮旺上升，与心中之气化相济救为要着也。至其滋补心血，则犹方中兼治之副作用也，犹此方中所缓图者也。

又方中人参原能助心脉跳动，实为方中要药，而只用二两，折为今之六钱，再三分之一，剂中只有人参二钱，此恐分量有误，拟加倍为四钱则奏效当速也。然人参必用党参，而不用辽参，盖辽参有热性也。

又脉象结代而兼有阳明实热者，但治以炙甘草汤恐难奏功，宜借用白虎加人参汤，以炙甘草汤中生地黄代方中知母，生怀山药代方中粳米。（《医学衷中参西录·太阳病炙甘草汤证》）

治白带便方

（方名为编者所加，编者注）

[**组成**] 用绿豆芽连头根三斤，洗净，加水两大碗，煎透去渣，加生姜汁三两、黄蔗糖四两。

[**用法**] 慢火收膏，每晨开水冲服。约十二日服一料，服至两料必愈。

[**方论**] 按：此方用之数次，颇有效验。（《医学衷中参西录·论带证治法》）

治暴发眼便方

（方名为编者所加，编者注）

[**组成**] 生姜三四钱，食盐一大撮。

[**用法**] 用生姜三四钱，食盐一大撮，同捣烂，薄布包住，蘸新汲井泉水，擦上下眼皮。屡蘸屡擦，以擦至眼皮极热为度。擦完用温水将眼皮洗净。轻者一次即愈，重者一日擦两次亦可愈。然擦时须紧闭其目，勿令药汁入眼中。

[**主治**] 眼疾初得肿疼者。（《医学衷中参西录·治眼科方·羊肝猪胆丸》）

治荡漾病方

（方名为编者所加，编者注）

[**组成**] 清半夏三钱　柏子仁三钱　生赭石轧末，三钱　生杭芍三钱　生芡实一两　生姜三片

[**用法**] 磨生铁锈浓水煎药。

[**方论**] 详观所述病案，谓脉象滑动，且得之服六味地黄丸之余，其为热痰郁于中焦，以致胃气上逆，冲气上冲，浸成上盛下虚之证无疑。为其上盛下虚，所以时时有荡漾之病也。法当利痰、清火、降胃、敛冲，处一小剂，久久服之，气化归根，荡漾自愈。

方中之义，用半夏、赭石以利痰、坠痰，即以降胃安冲。用芡实以固下焦气化，使药之降者、坠者，有所底止，且以收敛冲气，而不使再上冲也。用芍药以清肝火、利小便，即以开痰之去路。用柏子仁以养肝血、滋肾水，即以调半夏之辛燥。用生姜以透窍络，通神明，即以为治痰药之佐使。至用铁锈水煎药者，诚以诸风眩晕，皆属于肝，荡漾即眩晕也。此中必有肝风萌动，以助胃气冲气之上升不已。律以金能制木之理，可借铁锈之金气以镇肝木，更推以铁能重坠，引肝中所寄龙雷之火下降也。况铁锈为铁与氧气化合而成，最善补养人之血分，强健人之精神，即久久服之，于脏腑亦无不宜也。(《医学衷中参西录·医话拾零·答徐庄君问其夫人荡漾病治法》)

治结胸方

（方名为编者所加，编者注）

[组成] 干姜八钱　赭石两半　川朴三钱　甘草三钱

[主治] 结胸之证，有内伤外感之殊。内伤结胸，大抵系寒饮凝于贲门之间，遏抑胃气不能上达，阻隔饮食不能下降。(《医学衷中参西录·论结胸治法》)

治少阴病欲吐不吐心烦但欲寐方

（方名为编者所加，编者注）

[组成] 生地一两　生杭芍五钱　附子二钱　干姜二钱　细辛一钱

[方论] 《伤寒论》原文：少阴病，欲吐不吐，心烦，但欲寐，五六日自利而渴者，属少阴也。虚故引水自救。若小便色白者，少阴病形悉具。小便白者，以下焦虚有寒，不能制水，故令色白也。

张拱端曰：少阳为阳枢，少阴为阴枢。少阴欲吐不吐者，以少阴有水复有火，水火之气循环上下不利，故欲吐不吐也。少阳喜呕者，以内外之气由焦膜中行，焦膜不利则气难出入，是以逆于胃而为呕，呕则气少畅，故喜呕，此少阴欲吐、少阳喜呕之所以然也。又太阴、少阴俱有自利证，少阴自利而渴，从少阴本热之化也。太阴自利不渴，从太阴本湿之化也。若治少阴上焦口渴之实热，不顾及下焦下利之虚寒，则下利不止矣。故凡对于水火分病，则当用寒热之药分治之，对于水火合病，无妨用寒热之药合治之，本论用方有纯于寒有纯于热，复有寒热并用者，即此理也。

谨按：本节未列治法，张氏谓上有实热下有虚寒，宜用寒热之药？函问。师答曰：宜用生地一两，生杭芍五钱，附子二钱，干姜二钱，细辛一钱，计五味不宜用石膏。（高崇勋谨注）（《医学衷中参西录·少阴病提纲及意义》）

逐寒荡惊汤

[**组成**] 胡椒一钱　炮姜一钱　肉桂一钱　丁香十粒

[**用法**] 胡椒、炮姜、肉桂各一钱，丁香十粒，共捣成细渣。以灶心土三两煮汤，澄清，煎药大半茶杯（药皆捣碎，不可久煎，肉桂又忌久煎，三四沸即可），频频灌之。接服加味理中地黄汤 [用熟地五钱，焦白术三钱，当归、党参、炙黄芪、补骨脂（炒，捣）、枣仁（炒，捣）、枸杞各二钱，炮姜、萸肉（去净核）、炙草、肉桂各一钱，生姜三片，红枣三枚，胡桃仁（用仁）二个打碎为引。仍用灶心土（代以灶圹土）二两，煮水煎药。取浓汁一茶杯，加附子五分，煎水搀入。量小儿大小，分数次灌之。编者注]，定获奇效。

[**方论**] 按：此汤当以胡椒为君。若遇寒痰结胸之甚者，当用二钱，而稍陈者，又不堪用。（《医学衷中参西录·治小儿风证方·镇风汤》）

第三章 医 案

第一节 内科医案

伤 寒

○ 曾治一少年，素伤于烟色。夏月感冒时气，心中发热，因多食西瓜，遂下利清谷，上焦烦躁异常。急迎愚诊视，及至，已昏不知人。其脉上盛下虚，摇摇无根，数至六至。为疏方用附子钱半，干姜二钱，炙甘草三钱，人参四钱，葱白五寸，生芍药五钱，又加龙骨、牡蛎（皆不用煅）、玄参各四钱。煎汤一大盅，顿饮之。须臾苏醒，下利与烦躁皆愈。时有医者二人在座，皆先愚至而未敢出方，见愚治愈，问先生何处得此良方。答曰：此仲景方，愚不过加药三味耳，诸君岂未之见耶。遂为发明通脉四逆汤之精义，并谓其善治戴阳证。二医者皆欣然，以为闻所未闻云。(《医学衷中参西录·治伤寒温病同用方·仙露汤》)

○ 李东垣尝治一阴盛格阳伤寒，面赤烦渴，脉七八至，但按之则散。用姜附汤加人参投之，得汗而愈。

按：阴盛格阳烦渴，与阳证烦渴确有分辨。阳证烦渴，喜用大碗饮凉水，饮后必轻快须臾。阴盛格阳烦渴，亦若嗜饮凉水，而饮至口中，又似不欲下咽，不过一两口而止（本案为他人所治，编者注）。(《医学衷中参西录·治伤寒温病同用方·仙露汤》)

○ 李儒斋，天津山东省银行理事，年三十二岁，于夏季得伤寒证。

［**病因**］午间恣食瓜果，因夜间失眠，遂食余酣睡，值东风骤至，天气忽变寒凉，因而冻醒，其未醒之时又复梦中遗精，醒后遂觉周身寒凉抖战，腹中又复隐隐作疼，惧甚，遂急延为诊视。

［**证候**］迨愚至为诊视时，其寒战腹疼益甚，其脉六部皆微细欲无，知其已成直中少阴之伤寒也。

［**诊断**］按：直中少阴伤寒为麻黄附子细辛汤证，而因在梦遗之后，腹中作疼，则寒凉之内侵者益深入也，是宜于麻黄附子细辛汤中再加温暖补益之品。

［**处方**］麻黄二钱、乌附子三钱、细辛一钱、熟地黄一两、生怀山药五钱、净萸肉五钱、干姜三钱、公丁香十粒。

煎汤一大盅，温服，温覆取汗，勿令过度。

［**效果**］将药服后，过一点钟，周身微汗，寒战与腹疼皆愈。

［**或问**］麻黄附子细辛汤证，伤寒始得发热脉沉也，今斯证寒战脉沉细，夫寒战与发热迥异矣，何以亦用麻黄附子细辛汤乎？答曰：麻黄附子细辛汤证，是由太阳传少阴也，为其病传少阴是以脉沉，为其自太阳传少阴是以太阳有反应之力而发热。此证昼眠冻醒，是自太阳传少阴，又因恣食寒凉继而昼寝梦遗，其寒凉又直中少阴，内外寒凉夹攻，是以外寒战而内腹疼，太阳虽为表阳亦无反应之力也。方中用麻黄以逐表寒，用附子以解里寒，用细辛以通融表里，使表里之寒尽化；又因其少阴新虚，加熟地黄、萸肉、山药以补之，养正即以除邪也；又因其腹疼，知寒侵太深，又加干姜、丁香助附子、细辛以除之，寒邪自无遁藏也。方中用意周匝，是以服之即效。至于麻黄发汗只二钱者，因当夏令也，若当冬令则此证必须用四钱方能出汗，此用药因时令而有异也。至若在南方，虽当冬令，用麻黄二钱亦能发汗，且南方又有麻黄不过钱之说，此又用药因地点而有异也。（《医学衷中参西录·伤寒门·少阴伤寒》）

○邑诸生刘干臣，愚之契友也，素非业医而喜与愚研究医学。其女公子适邑中某氏，家庭之间多不适意，于季秋感冒风寒，延其近处医者治不愈。干臣邀愚往诊。病近一旬，寒热往来，其胸中满闷烦躁皆甚剧，时作呕吐，脉象弦长有力。愚语干臣曰：此大柴胡汤证也，从前医者不知此证治法，是以不愈。干臣亦以愚言为然，遂为疏方，用柴胡四钱，黄芩、芍药、半夏各三钱，生石膏两半碎，竹茹四钱，生姜四片，大枣四枚，俾煎服。干臣疑而问曰：大柴胡汤原有大黄、枳实，今减去之，加石膏、竹茹，将勿药力薄弱难奏效乎？答曰：药之所以能愈病者，在对证与否，不在其力之强弱也，宜放胆服之，若有不效，余职其咎。病人素信愚，闻知方中有石膏，亦愿急服，遂如方煎服一剂。须臾，觉药有推荡之力，胸次顿形开朗，烦躁呕吐皆愈。干臣疑而问曰：余疑药力薄弱不能奏效，而不意其奏效更捷，此其理将安在耶？答曰：凡人得少阳之病，其未病之先，肝胆恒有不舒，木病侮土，脾胃亦恒先受其扰。迨其阳明在经之邪，半入于腑，半传于少阳，于斯阳明与少阳合病，其热之入于腑中者，原有膨胀之力，复有肝胆以扰之，其膨胀之热，益逆行上干而凌心，此所以烦躁与胀满并剧也。小柴胡汤去人参原可疏其肝胆，肝胆既疏自不复扰及脾胃，又重用石膏，以清入腑之热，俾其不复膨胀上干，则烦躁与满闷自除也。况又加竹茹之开胃止呕者以辅翼之，此所以奏效甚捷也。此诚察于天地之气化，揆诸生人之禀赋，而有不得不为变通者矣。干臣闻之，甚为叹服曰：聆此妙论，茅塞顿开，贶我良多矣。(《医学衷中参西录·论大柴胡汤证》)

○愚年少时，初阅《伤寒论浅注》至此，疑修园之言，似近自为掩饰。迨医学研究既久，又加以临证实验，乃知修园之言诚不诬也。后又见常德张拱端所著《伤寒论会参》，亦谓修园之言诚然，且谓余治一人，服药后下利苦烦，又喜哈哈，似癫非癫，数时病愈，亦与此节烦利自愈一例也。而愚则谓，若遇少阴阴寒险证，欲用药以回其阳时，不妨预告病家，阳回之后恒现下利心烦之象，自能免病家之生疑也。

荫潮按：数年前余在里处，曾治一少阴寒证，服药后下利发烦而愈。民国二十二年腊月，在津又治敦庆隆布庄阎载临先生少阴寒证，服茴香、干姜等药久不愈，乃询方于余，俾单服生硫黄如枣大，食前服，每日三次，至五六日忽下利，日二三次，骇而问余。余曰：此寒结得硫黄之热而开，《伤寒论》所谓虽烦下利必自愈者是也。后数日利果止，其病亦愈。即此例彼，益知修园、拱端之言不我欺也（本案为他人所治，编者注）。(《医学衷中参西录·少阴病提纲及意义》)

〇喻嘉言曰：徐国桢伤寒六七日，身热目赤，索水到前，复置不饮。异常烦躁，将门牖洞启，身卧地上，辗转不快，更求入井。一医急以承气与服。余诊其脉，洪大无伦，按之无力。谓医者曰：此用人参、附子、干姜之证，奈何认为下证？医曰：身热目赤，有余之邪，躁急如此，再以人参、附子、干姜服之，踰垣上屋矣。余曰：阳欲暴脱，外显假热，内有真寒，以姜、附投之，尚恐不能胜回阳之任，况敢用纯阴之药，重劫其阳乎！观其得水不欲咽，情已大露，岂水尚不欲咽，而可用大黄、芒硝乎？天地燠蒸，必有大雨，此证顷刻一身大汗，不可救矣。唯用姜、附，可谓补中有发，并可以散邪退热，一举两得，至德至当之法，何可致疑？吾在此久坐，如有差误，吾任其咎。于是以附子、干姜各五钱，人参三钱，甘草二钱，煎汤冷服，服后寒战，戛齿有声。以重绵和头覆之，缩手不肯与诊，阳微之状始著。再与前药一剂，微汗热退而安（本案为他人所治，编者注）。

上所录医案，皆阴极似阳也。然其证百中不一见。愚临证数十年，亦未尝见，其证之少可知。至阳极似阴，外面虽见大寒之状，仍须投以大剂寒凉者，愚曾治过数次。前哲医案中，亦多有之。今复登数则于下，可与上列之案对观，庶可分辨阴阳于毫厘之间也。(《医学衷中参西录·治伤寒温病同用方·仙露汤》)

张锡纯用姜

温 病

○ 辽宁小南关柴市旁，赫姓幼子，年五岁，得风温兼喘促证。

[病因] 季春下旬，在外边嬉戏，出汗受风，遂成温病。医治失宜，七八日间又添喘促。

[证候] 面红身热，喘息极迫促，痰声辘辘，目似不瞬。脉象浮滑，重按有力。指有紫纹，上透气关，启口视其舌，苔白而润。问其二便，言大便两日未行，小便微黄，然甚通利。

[诊断] 观此证状况已危至极点，然脉象见滑，虽主有痰亦足征阴分充足。且视其身体胖壮，知犹可治，宜用《金匮》小青龙加石膏汤，再加杏仁、川贝以利其肺气。

[处方] 麻黄一钱、桂枝尖一钱、生杭芍三钱、清半夏二钱、杏仁（去皮，捣碎）二钱、川贝母（捣碎）二钱、五味子（捣碎）一钱、干姜六分、细辛六分、生石膏（捣细）一两。

共煎汤一大盅，分两次温服下。

[方解]《金匮》小青龙加石膏汤，原治肺胀咳而上气烦躁而喘，然其石膏之分量，仅为麻桂三分之二（《金匮》小青龙加石膏汤，其石膏之分量原有差误，五期五卷曾详论之），而此方中之生石膏则十倍于麻桂，诚以其面红身热，脉象有力，若不如此重用石膏，则麻、桂、姜、辛之热，即不能用矣。又《伤寒论》小青龙汤加减之例，喘者去麻黄加杏仁，今加杏仁而不去麻黄者，因重用生石膏以兼制麻黄，则麻黄即可不去也。

复诊 将药服尽一剂，喘愈强半，痰犹壅盛，肌肤犹灼热，大便犹未通下，脉象仍有力，拟再治以清热利痰之品。

[处方] 生石膏（捣细）二两、瓜蒌仁（炒，捣）二两、生赭石（轧细）一两。

共煎汤两盅，分三次徐徐温饮下。

［**效果**］将药分三次服完，火退痰消，大便通下，病遂痊愈。

［**说明**］此案曾登于《名医验案类编》，何廉臣评此案云：风温犯肺，肺胀喘促，小儿尤多，病最危险，儿科专家，往往称为马脾风者此也。此案断定为外寒束内热，仿《金匮》小青龙加石膏汤，再加贝母开豁清泄，接方用二石、蒌仁等清镇滑降而痊。先开后降，步骤井然。唯五岁小儿能受如此重量，可见北方风气刚强，体质苗实，不比南方人之体质柔弱也。正唯能受重剂，故能奏速功。

观何廉臣评语，虽亦推奖此案，而究嫌药量过重，致有南北分别之设想。不知此案药方之分量若作一次服，以治五岁孺子诚为过重。若分作三次服，则无论南北，凡身体胖壮之孺子皆可服也。试观近今新出之医书，治产后温病，有一剂用生石膏半斤者矣，曾见于刘蔚楚君《证治丛录》，刘君原广东香山人也。治鼠疫病亦有一剂用生石膏半斤者矣，曾见于李健颐君《鼠疫新篇》，李君原福建平潭人也。若在北方治此等证，岂药之分量可再加增乎？由此知医者之治病用药，不可定存南北之见也。且愚亦尝南至汉皋矣，曾在彼处临证处方未觉有异于北方，唯用发表之剂则南方出汗较易，其分量自宜从轻。然此乃地气寒暖之关系，非其身体强弱之关系也。既如此，一人之身则冬时发汗与夏时发汗，其所用药剂之轻重自迥殊也。

尝细验天地之气化，恒数十年而一变。仲景当日原先著《伤寒论》，后著《金匮要略》，《伤寒论》小青龙汤，原有五种加法，而独无加石膏之例。因当时无当加石膏之病也。至著《金匮》时，则有小青龙加石膏汤矣，想其时已现有当加石膏之病也。忆愚弱冠时，见医者治外感痰喘证，但投以小青龙汤原方即可治愈。后数年愚临证遇有外感痰喘证，但投以小青龙汤不效，必加生石膏数钱方效。又迟数年必加生石膏两许，或至二两方效。由斯知为医者当随气化之转移，而时时与之消息，不可拘定成方而不知变通也。（《医学衷中参西录·温病门·风温兼喘促》）

○ 天津城里丁家胡同，杨氏女，年十五岁，先患月闭，继又染温疹靥急。

[病因] 自十四岁月信已通，后因肝气不疏，致月信半载不至，继又感发温疹，初见点即靥。

[证候] 初因月信久闭，已发热瘦弱，懒于饮食，恒倦卧终日不起。继受温疹，寒热往来，其寒时觉体热减轻，至热时，较从前之热增加数倍，又加以疹初见点即靥，其毒热内攻。心中烦躁怔忡，剧时精神昏愦，恒作谵语，舌苔白而中心已黄，毫无津液。大便数日未行，其脉觉寒时似近闭塞，觉热时又似洪大而重按不实，一息五至强。

[诊断] 此证因阴分亏损将成痨瘵，又兼外感内侵，病连少阳，是以寒热往来，又加以疹毒之热，不能外透而内攻，是以烦躁怔忡，神昏谵语，此乃内伤外感两剧之证也。宜用大剂滋其真阴清其毒热，更佐以托疹透表之品当能奏效。

[处方] 生石膏（捣细）二两、野台参三钱、玄参一两、生怀山药一两、大甘枸杞六钱、知母四钱、连翘三钱、蝉蜕二钱、茵陈二钱、僵蚕钱半、鲜芦根四钱。

共煎汤三盅，分三次温饮下。嘱其服一剂热不退时，可即原方再服，若服至大便通下且微溏时，即宜停药勿服。

复诊 将药煎服两剂，大热始退，不复寒热往来，疹未表出而心已不烦躁怔忡。知其毒由内消，当不变生他故。大便通下一次亦未见溏，再诊其脉已近和平，唯至数仍数，知其外感已愈十之八九，而真阴犹未复也。拟再滋补其真阴，培养其血脉，俾其真阴充足，血脉调和，月信自然通顺而不愆期矣。

[处方] 生怀山药一两、大甘枸杞一两、玄参五钱、地骨皮五钱、龙眼肉五钱、北沙参五钱、生杭芍三钱、生鸡内金（黄色的捣）钱半、甘草二钱。

共煎汤一大盅，温服。

三诊　将药连服四剂，饮食增加，精神较前振作，自觉诸病皆无，唯腹中间有疼时，此月信欲通而未能即通也。再诊其脉已和平四至矣。知方中凉药宜减，再少加活血化瘀之品。

　　[**处方**] 生怀山药一两、大甘枸杞一两、龙眼肉六钱、当归五钱、玄参三钱、地骨皮三钱、生杭芍三钱、生鸡内金（黄色的捣）钱半、土鳖虫（捣）五个大者、甘草钱半、生姜三片。

　　共煎汤一大盅，温服。

　　[**效果**] 此药连服十剂，腹已不疼，身形已渐胖壮，唯月信仍未至，俾停药静候。旬日后月信遂见，因将原方略为加减，再服数剂以善其后。

　　[**或问**] 方书治温疹之方，未见有用参者。开首之方原以治温疹为急务，即有内伤亦当从缓治之，而方中用野台参者其义何居？答曰：《伤寒论》用白虎汤之例，汗吐下后加人参以其虚也；渴者加人参以其气虚不能助津液上潮也。今此证当久病内亏之余，不但其血分虚损，其气分亦必虚损。若但知用白虎汤以清其热，不知加参以助之，而热转不清，且更有病转加剧之时（观四期药物讲义人参后附载医案可知）。此证之用人参，实欲其热之速退也。且此证疹靥之急，亦气分不足之故。用参助石膏以清外感之热，即借其力以托疹毒外出，更可借之以补从前之虚劳。是此方中之用参，诚为内伤外感兼顾之要药也。

　　[**或问**] 凡病见寒热往来者，多系病兼少阳，是以治之者恒用柴胡以和解之。今方中未用柴胡，而寒热往来亦愈何也？答曰：柴胡虽能和解少阳，而其升提之力甚大。此证根本已虚，实不任柴胡之升提。方中茵陈乃青蒿之嫩者，经冬不枯，饱沃霜雪，至春得少阳最初之气，即萌动发生，是以其性凉而能散，最能宣通少阳之郁热，可为柴胡之代用品，实为少阳病兼虚者无尚之妙药也。况又有芦根亦少阳药，更可与之相助为理乎，此所以不用柴胡亦能愈其寒热往来也。（《医学衷中参西录·妇女科·月闭兼温疹靥急》）

○ 天津南开义善里，迟氏妇，年二十二岁，于季秋得温病。

[病因] 其素日血分不调，恒作灼热，心中亦恒发热，因热贪凉，薄受外感，即成温病。

[证候] 初受外感时，医者以温药发其汗，汗出之后，表里陡然大热，呕吐难进饮食，饮水亦恒吐出，气息不调，恒作呻吟，小便不利，大便泄泻日三四次，其舌苔薄而黄，脉象似有力而不实，左部尤不任重按，一分钟百零二至，摇摇有动象。

[诊断] 其胃中为热药发表所伤，是以呕吐，其素日阴亏，肝肾有热，又兼外感之热内迫，致小便不利水归大肠，是以泄泻，其舌苔薄而黄者，外感原不甚剧（舌苔薄，亦主胃气虚），而治以滋阴清热、上止呕吐、下调二便之剂。

[处方] 生怀山药一两、滑石八钱、生杭芍八钱、生怀地黄六钱、清半夏（温水洗三次）五钱、碎竹茹三钱、生麦芽三钱、净青黛二钱、连翘二钱、甘草三钱、鲜茅根四钱。

药共十一味，先将前十味水煎十余沸，再入茅根同煎七八沸，其汤即成，取清汤两盅，分三次温饮下。服药后防其呕吐可口含生姜一片，或于煎药时加生姜三片亦可。至药房中若无鲜茅根，可用干茅根两半煎汤，以之代水煎药。

[方解] 方中之义，山药与滑石并用，一滋阴以退热而能固大便，一清火以退热而善利小便；芍药与甘草并用，为甘草芍药汤，仲师用之以复真阴，而芍药亦善利小便，甘草亦善补大便，汇集四味成方，即拙拟之滋阴清燥汤也（方载三期五卷）。以治上有燥热下焦滑泻之证，莫不随手奏效。半夏善止呕吐，然必须洗净矾味（药房清半夏亦有矾），屡洗之则药力减，是以用至五钱。竹茹亦善止呕吐，其碎者为竹之皮，津沽药房名为竹茹粉，其止呕之力较整者为优。至于青黛、生姜亦止呕吐之副品也。用生麦芽、鲜茅根者，以二药皆善利小便，而又善达肝木之郁以调气分也。用生地黄者，以其为滋补真阴之主药，即可为治脉数

动摇者之要药也。

复诊 将药煎服一剂，呕吐与泄泻皆愈，小便已利，脉象不复摇摇，仍似有力，至数未减，其表里之热稍退，气息仍似不顺，舌苔仍黄，欲投以重剂以清其热，犹恐大便不实，拟再治以清解之剂。

[处方] 生怀地黄一两、玄参八钱、生杭芍六钱、天花粉六钱、生麦芽三钱、鲜茅根三钱、滑石三钱、甘草三钱。

共煎汤一大盅，分两次温服下。

三诊 将药煎服后，病又见轻，家人以为病愈无须服药矣，至翌日晚十一点钟后，见其面红，精神昏愦，时作呻吟，始知其病犹未愈。及愚诊视时，夜已过半，其脉左右皆弦硬而长，数近七至，两目直视，其呻吟之声，似阻隔不顺，舌苔变黑，问其心中何如？自言热甚，且觉气息不接续，此其气分虚而且郁，又兼血虚阴亏，而阳明之热又炽盛也。其脉近七至者，固为阴虚有热之象，而正气虚损不能抗拒外邪者，其脉亦恒现数象，至其脉不为洪滑而为弦硬者，亦气血两亏邪热炽盛之现象也。拟用白虎加人参汤，再加滋阴理气之品，盖此时大便已实，故敢放胆治之。

[处方] 生石膏（轧细）五两、野台参六钱、知母六钱、天花粉六钱、玄参六钱、生杭芍五钱、生莱菔子（捣碎）四钱、生麦芽三钱、鲜茅根三钱、粳米三钱、甘草三钱。

共煎汤一大碗，分四次温饮下，病愈不必尽剂。

[效果] 将药分四次服完，热退强半，精神已清，气息已顺，脉象较前缓和，而大便犹未通下，因即原方将石膏改用四两，莱菔子改用二钱，如前煎服，服至三次后，大便通下，其热全退，遂停后服。

[说明] 愚用白虎加人参汤，或以玄参代知母（产后寒温证用之），或以芍药代知母（寒温兼下痢者用之），或以生地黄代知母（寒温兼阴虚者用之），或以生山药代粳米（寒温热实下焦气化不固者用之，产后寒温证用之），又恒于原方之外，加生地黄、玄参、沙参诸药以生津液，

加鲜茅根、芦根、生麦芽诸药以宣通气化，初未有加莱菔子者，唯此证之气分虚而且郁，白虎汤中加人参可补其气分之虚，再加莱菔子更可理其气分之郁也。至于莱菔子必须生用者，取其有升发之力也。又须知此证不治以白虎汤而必治以白虎加人参汤者，不但为其气分虚也，凡人外感之热炽盛，真阴又复亏损，此乃极危险之证，此时若但用生地黄、玄参诸滋阴之品不能奏效，即将此等药加于白虎汤中亦不能奏效，唯生石膏与人参并用，独能于邪热炽盛之时立复真阴，此所以伤寒汗吐下后与渴者治以白虎汤时，仲圣不加他药而独加人参也。(《医学衷中参西录·温病门·温病兼气虚气郁》)

○族侄秀川，年五十三岁，在天津业商，于仲春下旬得温病兼吐泻，腿筋抽缩作疼。

[**病因**] 素为腿筋抽疼病，犯时即卧床不能起，一日在铺中，旧病陡发，急乘洋车回寓，因腿疼出汗在路受风，遂成温病，继又吐泻交作。

[**证候**] 表里俱壮热，呕吐连连不止，饮水少许亦吐出，一日夜泻十余次。得病已三日，小便滴沥全无，腿疼剧时恒作号呼，其脉左部浮弦似有力，按之不实。右部则弦长有力，重按甚硬，一息逾五至。

[**诊断**] 此证因阴分素亏血不荣筋，是以腿筋抽疼。今又加以外感之壮热，传入阳明以灼耗其阴分，是以其脉象不为洪滑有力而为弦硬有力，此乃火盛阴亏之现象也。其作呕吐者，因其右脉弦硬且长，当有冲气上冲，因致胃气不下行而上逆也。其小便不利大便滑泻者，因阴虚肾亏不能辘水，水归大肠，是以下焦之气化不能固摄也。当用拙拟滋阴宣解汤（在三期五卷），以清热滋阴，调理二便，再加止呕吐及舒筋定疼之品辅之。

[**处方**] 生怀山药一两、滑石一两、生杭芍一两、清半夏（温水淘三次）四钱、碎竹茹三钱、净青黛二钱、连翘钱半、蝉蜕钱半、甘草三

钱、全蜈蚣（为末）大者一条。

药共十味，将前九味煎汤一大盅，送服蜈蚣细末，防其呕吐俾分三次温服，蜈蚣末亦分三次送服，服后口含生姜片以防恶心。

[方解] 方中用蝉蜕者，不但因其能托邪外出，因蝉之为物饮而不食，有小便无大便，是以其蜕亦有利小便固大便之力也。用蜈蚣者，因此物节节有脑，原善理脑髓神经，腿筋之抽疼，固由于肝血虚损不能荣筋，而与神经之分支在腿者，实有关系，有蜈蚣以理之，则神经不至于妄行也。

复诊 将药服后呕吐未止，幸三次所服之药皆未吐出，小便通下两次，大便之泻全止，腿疼已愈强半，表里仍壮热，脉象仍弦长有力。为其滑泻已愈，拟放胆用重剂以清阳明之热，阳明胃之热清，则呕吐当自止矣。

[处方] 生石膏（捣细）三两、生怀山药两半、生怀地黄一两、生杭芍五钱、滑石五钱、碎竹茹三钱、甘草三钱。

共煎汤一大碗，分四次温饮下。

[方解] 按：用白虎汤之定例，凡在汗吐下后当加人参。此方中以生地黄代知母、生山药代粳米，与石膏、甘草同用，斯亦白虎汤也。而不加人参者，以其吐犹未止，加之恐助胃气上升。于斯变通其方，重用生山药至两半，其冲和稠黏之液，既可代粳米和胃，其培脾滋肾之功，又可代人参补益气血也。至于用白虎汤而复用滑石、芍药者，因二药皆善通利小便，防其水饮仍归大肠也。且芍药与甘草同用名甘草芍药汤，仲圣用以复真阴，前方之小便得通，实芍药之功居多（阴虚小便不利者，必重用芍药始能奏效）。剡弦为肝脉，此证之脉象弦硬，肝经必有炽盛之热，而芍药能生肝血、退肝热，为柔肝之要药，即为治脉象弦硬之要药也。

三诊 将药分四次服完，表里之热退强半，腿疼痊愈，脉象亦较前缓和，唯呕吐未能痊愈，犹恶心懒进饮食，幸其大便犹固。俾先用生赭石细末两半，煎汤一盅半，分三次温饮下，饮至第二次后，觉胃脘开通，恶心全无，遂将赭石停饮，进稀米粥一大瓯，遂又为疏方以清余热。

[**处方**] 生石膏（捣细）一两、生怀山药一两、生怀地黄一两、生杭芍六钱、甘草二钱。

共煎汤两盅，分两次温服下。

[**效果**] 将药两次服完，表里之热全消，大便通下一次，病遂脱然痊愈。唯其脉一息犹五至，知其真阴未尽复也。俾用生怀山药轧细过箩，每用七八钱或两许，煮粥调以蔗糖，当点心服之。若服久或觉发闷，可以送服西药白布圣五分，若无西药处，可用生鸡内金细末三分代之。（《医学衷中参西录·温病门·温病兼吐泻腿抽》）

○[**病者**] 卢姓，盐山人，在天津包修房屋。

[**原因**] 孟秋天气犹热，开窗夜寝受风，初似觉凉，翌日即大热成温病。

[**病候**] 初次延医服药，竟投以麻、桂、干姜、细辛大热之剂。服后心如火焚，知误服药，以箸探喉，不能吐。热极在床上乱滚，证甚危急。急来迎愚，及至，言才饮凉水若干，病热稍愈。然犹呻吟连声，不能安卧。诊其脉近七至，洪大无伦，右部尤甚。舌苔黄厚，大便三日未行。

[**诊断**] 此乃阳明胃腑之热已实，又误服大热之剂，何异火上添油，若不急用药解救，有危在目前之虞。幸所携药囊中有自制离中丹（系用生石膏一两、朱砂二分制成），先与以五钱，俾用温开水送下，过半点钟，心中之热少解，可以安卧。俾再用五钱送服，须臾呻吟亦止。再诊其脉，较前和平。此时可容取药，宜再治以汤剂以期痊愈。

[**处方**] 生石膏三两、知母一两、生山药六钱、玄参一两、甘草三钱。

煎汤三盅，分三次温饮下。

[**效果**] 当日将药服完，翌日则脉静身凉，大便亦通下矣。(《医学衷中参西录·临证随笔》)

咳　嗽

○ 一妇人年五旬，上焦阳分虚损，寒饮留滞作嗽，心中怔忡，饮食减少，两腿畏寒，卧床不起者已二年矣。医者见其咳嗽怔忡，犹认为阴分虚损，复用熟地、阿胶诸滞泥之品，服之病益剧。后愚诊视，脉甚弦细，不足四至，投以拙拟理饮汤（组成与主治见上一章，编者注）加附子三钱，服七八日咳嗽见轻，饮食稍多，而仍不觉热，知其数载沉疴，非程功半载不能愈也。俾每日于两餐之前服生硫黄三分，体验加多，后服数月，其病果愈。

按：古方中硫黄皆用石硫黄，而今之硫黄皆出于石，其色黄而亮，砂粒甚大，且无臭气者即堪服食。且此物燃之虽气味甚烈，嚼之实无他味。无论病在上在下，皆宜食前喝服，服后即以饭压之。若不能嚼服者，为末开水送服亦可，且其力最长，即一日服一次，其热亦可昼夜不歇。(《医学衷中参西录·杂录·服硫黄法》)

○ 一人，年三十余，肺中素郁痰火，又为外感拘束，频频咳嗽，吐痰腥臭，恐成肺痈，求为诊治。其脉浮而有力，关前兼滑。遂先用越婢汤（麻黄、石膏、生姜、大枣。编者注），解其外感，咳嗽见轻，而吐痰腥臭如故。次用葶苈（生者三钱纱袋装之）大枣（七枚劈开）汤，泻其肺中壅滞之痰，间日一服。又用三七、川贝、粉甘草、金银花为散，鲜地骨皮煎汤，少少送服，日三次。即用葶苈大枣汤之日，亦服一次。如此调治数日，葶苈大枣汤用过三次，痰涎顿少，亦不腥臭。继用清金益气汤［生黄芪三钱、生地黄五钱、知母三钱、粉甘草三钱、玄参三钱、沙参三钱、川贝母（去心）二钱、牛蒡子（炒，捣）三钱。主治尪羸少气，痨热咳嗽，肺痿失音，频吐痰涎，一切肺金虚损之病。编者注］，贝母、牛蒡子各加一钱，连服十余

剂，以善其后。(《医学衷中参西录·治肺病方·清金益气汤》)

○ 一叟，年近七旬。素有痨嗽，初冬宿病发动，又兼受外感，痰涎壅滞胸间，几不能息。剧时昏不知人，身躯后挺。诊其脉，浮数无力。为制此汤（加味越婢加半夏汤，组成与主治见上一章，编者注），一剂气息通顺，将麻黄、石膏减半，又服数剂而愈。

或问：子尝谓石膏宜生用，不宜煅用。以石膏寒凉之中，原兼辛散，煅之则辛散之力变为收敛，服之转可增病。乃他方中，石膏皆用生者，而此独用煅者何也？答曰：此方所主之病，外感甚轻，原无大热。方中用麻黄以祛肺邪，嫌其性热，故少加石膏佐之。且更取煅者收敛之力，能将肺中痰涎凝结成块，易于吐出。此理从用煅石膏点豆腐者悟出，试之果甚效验。后遇此等证，无论痰涎如何壅盛，如何堵塞，投以此汤，须臾药方行后，莫不将痰涎结成小块，连连吐出，此皆煅石膏与麻黄并用之效也。若以治寒温大热，则断不可煅。若更多用则更不可煅也（煅石膏用于此方，且只三钱，自无妨碍，然愚后来志愿，欲全国药房皆不备煅石膏，后又用此方者，若改用生石膏四钱更佳）。(《医学衷中参西录·治温病方·加味越婢加半夏汤》)

喘　证

○ 唯敝友患寒饮喘嗽，照方治疗未效。据其自述病因，自二十岁六月遭兵燹，困山泽中，绝饮食五日夜，归家急汲井水一小桶饮之，至二十一岁六月，遂发大喘。一日夜后，饮二陈汤加干姜、细辛、五味渐安。从此痰饮喘嗽，成为痼疾。所服之药，大燥大热则可，凉剂点滴不敢下咽。若误服之，即胸气急而喘作，须咳出极多水饮方止。小便一点钟五六次，如白水。若无喘，小便亦照常。饮食无论肉味菜蔬，俱要燥热之品。粥汤、菜汤概不敢饮。其病情喜燥热而恶冷湿者如此。其病状暑天稍安，每至霜降后朝朝发喘，必届已时吐出痰饮若干，始稍定。或饮极滚之汤，亦能咳出痰饮数口，胸膈略宽舒。迄今二十六七载矣。近用藜芦散吐法及十枣汤等下法，皆出痰饮数升，证仍如故。《金匮》痰饮篇及寒水所关等剂，服过数十次，证亦如故。想此证既能延岁月，必有疗法，乞夫子赐以良方，果能被除病根，感佩当无既也。又《衷中参西录》载有服生硫黄法，未审日本硫黄可服否？

[服药愈后谢函] 接函教，蒙授妙方，治疗敝友奇异之宿病，连服四五剂，呼吸即觉顺适。后又照方服七八剂，寒饮消除，喘证痊愈。二竖经药驱逐，竟归于无何有之乡矣。敝友沾再造之恩，愧无以报。兹值岁暮将届，敬具敝处土产制造柑饼二瓶，付邮奉上，聊申谢忱，伏乞笑纳，幸勿见麾是荷。(《医学衷中参西录·答台湾严坤荣代友问痰饮治法》)

○ 徐益林，住天津一区，年三十四岁，业商，得肺痨痰喘证。

[病因] 因弱冠时游戏竞走，努力过度伤肺，致有喘病，入冬以来又兼咳嗽。

[证候] 平素虽有喘证，然安养时则不犯，入冬以来，寒风陡至，出外为风所袭，忽发咳嗽。咳嗽不已，喘病亦发，咳喘相助为虐，屡次延医，服药不愈，夜不能卧。其脉左部弦细而硬，右部濡而兼沉，至数如常。

[诊断] 此乃气血两亏，并有停饮之证，是以其左脉弦细者，气虚也。弦细兼硬者，肝血虚津液短也。其右脉濡者，湿痰留饮也。濡而兼沉者，中焦气化亦有所不足也。其所以喘而且嗽者，亦痰饮上溢之所迫致也。拟用小青龙汤，再加滋补之药治之。

[处方] 生怀山药一两、当归身四钱、天冬四钱、寸麦冬四钱、生杭芍三钱、清半夏三钱、桂枝尖二钱五分、五味子（捣碎）二钱、杏仁（去皮）二钱、干姜钱半、细辛一钱、甘草钱半、生姜三片。

共煎一大盅，温饮下。

[方解] 凡用小青龙汤，喘者去麻黄加杏仁，此定例也。若有外感之

热者，更宜加生石膏，此证无外感之热，故但加二冬以解姜桂诸药之热。

复诊 将药煎服一剂，其喘即愈，又继服两剂，咳嗽亦愈强半，右脉已不沉，似稍有力，左脉仍近弦硬，拟再以健胃养肺滋生血脉之品。

[**处方**] 生怀山药一两、生百合五钱、大枸杞子五钱、天冬五钱、当归身三钱、苏子（炒，捣）钱半、川贝母三钱、白术（炒）三钱、生薏米（捣碎）三钱、生远志二钱、生鸡内金（黄色的捣）钱半、甘草钱半。

共煎汤一大盅，温服。

[**效果**] 将药连服四剂，咳嗽痊愈，脉亦调和如常矣。(《医学衷中参西录·虚劳喘嗽门·肺劳痰喘》)

○ 一妇人，年四十许。胸中常觉满闷发热，或旬日，或浃辰之间，必大喘一两日。医者用清火理气之药，初服稍效，久服转增剧。后愚诊视，脉沉细几不可见。病家问：系何病因？愚曰：此乃心肺阳虚，不能宣通脾胃，以致多生痰饮也。人之脾胃属土，若地舆然。心肺居临其上正当太阳部位（膈上属太阳，观《伤寒论》太阳篇自知），其阳气宣通，若日丽中天，暖光下照。而胃中所纳水谷，实借其阳气宣通之力，以运化精微而生气血，传送渣滓而为二便。清升浊降，痰饮何由而生？唯心肺阳虚，不能如离照当空，脾胃即不能借其宣通之力以运化传送，于是饮食停滞胃口，若大雨之后，阴雾连旬，遍地污淖，不能干渗，则痰饮生矣。痰饮既生，日积月累，郁满上焦则作闷，溃满肺窍则作喘，阻遏心肺阳气，不能四布则作热。医者不识病源，犹用凉药清之，勿怪其久而增剧也。遂为制此汤（理饮汤，编者注），方中用桂枝、干姜以助心肺之阳而宣通之。白术、茯苓、甘草以理脾胃之湿而淡渗之（茯苓、甘草同用最泻湿满）。用厚朴者，叶天士谓：厚朴多用则破气，少用则通阳，欲借温通之性，使胃中阳通气降，运水谷速于行也。用橘红者，助白术、茯苓、甘草以利痰饮也。至白芍，若取其苦平之性，可防热药上僭（平者主降），若取其酸敛之性，可制虚火之浮游（《本经》谓芍药苦平，后世谓芍药酸敛，其味实苦而微酸）。且药之热者，宜于脾胃，恐不宜于肝胆，又取其凉润之性，善滋肝胆之阴，即预防肝胆之热也。况其善利小便，小便利而痰饮自减乎。服之一剂，心中热去，数剂后转觉凉甚。遂去白芍，连服二十余剂，胸次豁然，喘不再发（《医学衷中参西录·干姜解》中也录有本案，编者注）。（《医学衷中参西录·治痰饮方·理饮汤》）

○一叟年六十有一，频频咳吐痰涎，兼发喘逆。人皆以为痨疾，未有治法。诊其脉甚迟，不足三至，知其寒饮为恙也。投以拙拟理饮汤加人参、附子各四钱，喘与咳皆见轻而脉之迟仍旧。因思脉象如此，非草木之品所能挽回。俾服生硫黄少许，不觉温暖，则徐徐加多，两月之间服生硫黄斤余，喘与咳皆愈，脉亦复常。（《医学衷中参西录·杂录·服硫黄法》）

○犹忆岁在乙酉，邻村武生李杏春，三十余，得外感痰喘证，求为诊治。其人体丰，素有痰饮，偶因感冒风寒，遂致喘促不休，表里俱无大热，而精神不振，略一合目即昏昏如睡，胸膈又似满闷，不能饮食，舌苔白腻，其脉滑而濡，至数如常。投以散风清火利痰之剂，数次无效。继延他医数人诊治，皆无效。迁延日久，势渐危险，复商治于愚。愚谂一老医皮隆伯先生，年近八旬，隐居渤海之滨，为之介绍延至。诊视毕，曰：此易治，小青龙汤证也。遂开小青龙汤原方（组成与主治见上一章，编者注），加杏仁三钱，仍用麻黄一钱。一剂喘定。继用苓桂术甘汤加天冬、厚朴，服两剂痊愈（本案为他人所治，编者注）。

愚从此知小青龙汤之神妙。自咎看书未到，遂广阅《伤寒论》诸家注疏，至喻嘉言《尚论篇》论小青龙汤处，不觉狂喜起舞，因叹曰：使愚早见此名论，何至不知用小青龙汤也。从此以后，凡遇外感喘证可治以小青龙汤者，莫不投以小青龙汤。而临证细心品验，知外感痰喘之挟热者，其肺必胀，当仿《金匮》用小青龙汤之加石膏，且必重加生石膏方效。（《医学衷中参西录·用小青龙汤治外感痰喘之经过及变通之法》）

○ 又门人高如璧，曾治一外感痰喘，其脉甚虚，如璧投以小青龙汤，去麻黄，加杏仁，又加野台参五钱，生石膏八钱，一剂而喘定。继用拙拟从龙汤［龙骨（不用煅，捣）一两、牡蛎（不用煅，捣）一两、生杭芍五钱、清半夏四钱、苏子（炒，捣）四钱、牛蒡子（炒，捣）三钱。治外感痰喘，服小青龙汤，病未痊愈，或愈而复发者，继服此汤。编者注］，亦加参与石膏，病若失（本案为他人所治，编者注）。

按：如此调方，以治外感之痰喘兼虚者，诚为稳善，较愚之用补药于小青龙汤后者，可谓青出于蓝矣。（《医学衷中参西录·治伤寒方·小青龙汤解》）

○ 又长子荫潮，曾治一外感痰喘，喘逆甚剧，脉甚虚数。诸医因喘剧脉虚数，皆辞不治。荫潮投以小青龙汤，去麻黄，加杏仁，又加人参、生石膏各一两，一剂病愈大半。继投以从龙汤，去半夏，加人参、生石膏，两剂痊愈（本案为他人所治，编者注）。

愚用小青龙治外感痰喘，屡次皆效。然必加生石膏，或七八钱，或至两余，若畏石膏不敢多用，即无效验。（《医学衷中参西录·治伤寒方·小青龙汤解》）

○ 堂姊丈褚樾浓，体丰气虚，素多痰饮，薄受外感即大喘不止，医治无效，旬日喘始渐愈。偶与愚言及，若甚恐惧。愚曰：此甚易治，顾用方何如耳。《金匮》小青龙加石膏汤，为治外感痰喘之神方，辅以拙拟从龙汤，则其功愈显。若后再喘时，先服小青龙加石膏汤，若一剂喘定，继服从龙汤一剂，其喘必不反复。若一剂喘未定，小青龙加石膏汤可服至二三剂，若犹未痊愈，继服从龙汤一两剂，必能痊愈。若服小青龙加石膏汤喘止，旋反复，再服不效者，继服从龙汤一二剂必效。遂录两方赠之，樾浓甚欣喜，如获异珍，后用小青龙汤时，畏石膏不敢多加，虽效实无捷效。偶因外感较重喘剧，连服小青龙汤两剂，每剂加生石膏三钱，喘不止而转增烦躁，遂放胆加生石膏一两，一剂喘止，而烦躁亦愈。由斯观之，即脉与证皆无热象者，亦宜加生石膏数钱，以解麻、桂、姜、辛之热也。(《医学衷中参西录·治伤寒方·小青龙汤解》)

心 悸

〇 一媪，年近六旬。资禀素弱，又兼家务劳心，遂致心中怔忡，肝气郁结，胸腹胀满，不能饮食，舌有黑苔，大便燥结，十数日一行。广延医者为治，半载无效，而羸弱支离，病势转增。后愚诊视，脉细如丝，微有弦意，幸至数如常，知犹可治。遂投以升降汤(组成与主治见上一章，编者注)，为舌黑便结，加鲜地骨皮一两，数剂后，舌黑与便结渐愈，而地骨皮亦渐减。至十剂病愈强半，共服百剂，病愈而体转健康。

按：人之脏腑，脾胃属土，原可包括金、木、水、火诸脏。是故肝气宜升，非脾土之气上行则肝气不升。胆火宜降，非胃土之气下行则胆火不降(黄坤载曾有此论甚确)。所以《内经》论厥阴治法，有"调其中气，使之和平'之语。所谓"中气"者，指"脾胃"而言也。所谓"使之和平"者，指"厥阴肝经"而言也。厥阴之治法如斯，少阳之治法亦不外斯。至仲景祖述《内经》，继往开来，作《伤寒论》一书，于治少阳寒热往来，有小柴胡汤，方中用人参、甘草、大枣，半夏以调理脾胃，所谓调其中气使之和平也。治厥阴干呕、吐涎沫，有吴茱萸汤，方中亦用人参、大枣以调理脾胃，亦所谓调其中气使之和平也。且小柴胡汤中以柴胡为君，虽系少阳之药，而《本经》谓其主肠胃中结气，饮食积聚，寒热邪气，推陈致新。细绎《本经》之文，则柴胡实亦为阳明之药，而兼治少阳也。观《本经》《内经》与《伤寒》《金匮》诸书，自无疑于拙拟之升降汤矣。(《医学衷中参西录·治气血郁滞肢体疼痛方·升降汤》)

神 昏

〇 曾治一人，年二十余。因夫妻反目，身躯忽然后挺，牙关紧闭，口出涎沫。及愚诊视，已阅三点钟矣。其脉闭塞不全，先用痧药吹鼻，得嚏气通，忽言甚渴。及询之，仍昏昏如故，唯牙关微开，可以进药。因忆严用和麝香清油灌法，虽治中风不醒，若治痰厥不醒，亦当有效。况此证形状，未必非内风掀动。遂用香油二两炖热，调麝香一分，灌之即醒。

又：硼砂四钱化水，治痰厥可代白矾，较白矾尤稳妥。若治寒痰堵塞，用胡椒三钱捣碎，煎汤灌之，可代生姜自然汁与干姜汤。(《医学衷中参西录·治痰饮方·治痰点天突穴法》)

〇 岁在甲寅，客居大名之金滩镇。适有巡防兵，自南乐移戍武邑，道出金滩。时当孟春，天寒，雨且雪，兵士衣装尽湿。一兵未至镇五里许，因冻甚，不能行步，其伙舁之至镇，昏不知人，呼之不应，用火烘之，且置于温暖之处，经宿未醒。闻愚在镇，曾用点天突穴法治愈一人，求为诊治。见其僵卧不动，呼吸全无。按其脉，仿佛若动。以手掩其口鼻，每至呼吸之顷，微觉有热，知犹可救。遂令人扶起偏坐，治以点天突穴之法，兼捏其结喉。约两点钟，咳嗽二十余次，共吐凉痰碗半，始能呻吟。亦饮以干姜而愈。(《医学衷中参西录·治痰饮方·治痰点天突穴法》)

〇 一妇人，年二十许。数日之前，觉胸中不舒，一日忽然昏昏似睡，半日不醒。适愚自他处归，过其村。病家见愚喜甚，急求诊治。其脉沉迟，兼有闭塞之象。唇瞤动。凡唇动者，为有痰之征，脉象当系寒痰壅滞上焦过甚。遂令人扶之坐，以大指点其天突穴，俾其喉痒作嗽。约点半点钟，咳嗽十余次，吐出凉痰一碗，始能言语。又用干姜六钱，煎汤饮下而愈。(《医学衷中参西录·治痰饮方·治痰点天突穴法》)

〇 一妇人，年四十余。忽然昏倒不语，呼吸之气大有滞碍，几不能息，其脉微弱而迟。询其生平，身体羸弱，甚畏寒凉。知其心肺阳虚，寒痰结胸，而大气又下陷也。然此时形势将成痰厥，取药无及，遂急用胡椒二钱捣碎，煎二三沸，澄取清汤灌下，须臾胸中作响，呼吸顿形顺利。继用干姜八钱煎汤一盅，此时已自能饮下，须臾气息益顺，精神亦略清爽，而仍不能言，且时作呵欠，十余呼吸之顷必发太息。知其痰饮虽开，大气之陷者犹未复也。遂投以回阳升陷汤数剂，呵欠与太息皆愈，渐能言语。

或问：心脏属火，西人亦谓周身热力皆发于心，其能宣通周身之热宜矣。今论周身热力不足，何以谓心肺之阳皆虚？答曰：肺与心同居膈上，左心房之血脉管，右心房之回血管，皆与肺循环相通，二脏之宣通热力，原有相助为理之妙。然必有大气以斡旋之，其功用始彰耳。

按：喻嘉言《医门法律》最推重心肺之阳，谓心肺阳旺，则阴分之火自然潜伏。至陈修园推广其说，谓心肺之阳下济，大能温暖脾胃消化痰饮。皆确论也。（《医学衷中参西录·治大气下陷方·回阳升陷汤》）

〇 又在本邑治一媪，年五旬，于仲冬之时忽然昏倒不知人，其胸中似有痰涎，大碍呼吸。诊其脉，微细欲无，且甚迟缓。其家人谓其平素常觉心中发凉，咳吐黏涎。知其胸中素有寒饮，又感冬日严寒之气，其寒饮愈凝结堵塞也。急用胡椒三钱捣碎，煎两三沸，取浓汁多半杯灌下，呼吸顿形顺利。继用干姜六钱，桂枝尖、当归各三钱，连服三剂，可作呻吟，肢体渐能运动，而左手足仍不能动。继治以助气消痰活络之剂，左手足亦渐复旧。

此痰瘀能成痿废之明征也。（《医学衷中参西录·论肢体痿废之原因及治法》）

〇 愚在籍时，有姻家刘姓童子，年逾十龄，咽喉肿疼，心中满闷堵塞，剧时呼吸顿停，两目上翻，身躯后挺。然其所以呼吸顿停者，非咽喉堵塞，实觉胸膈堵塞也。诊其脉微细而迟，其胸膈常觉发凉，有时其凉上冲，即不能息而现目翻身挺之象。即脉审证，知系寒痰结胸无疑。其咽喉肿疼者，寒痰充溢于上焦，迫其心肺之阳上浮也。

为拟方：生赭石细末一两，干姜、乌附子各三钱，厚朴、陈皮各钱半。煎服一剂，胸次顿觉开通，咽喉肿疼亦愈强半。又服两剂痊愈。（《医学衷中参西录·论喉证治法》）

痫 证

○邑，韩蕙圃医学传家，年四十有四，偶得奇疾。卧则常常发搐，旋发旋止，如发寒战之状，一呼吸之间即愈。即不发搐时，人偶以手抚之，又辄应手而发。自治不效，广求他医治疗皆不效。留连半载，病势浸增。后愚诊视，脉甚弦细。询其饮食甚少，知系心肺脾胃阳分虚惫，不能运化精微，以生气血。血虚不能荣筋，气虚不能充体，故发搐也。必发于卧时者，卧则气不顺也。人抚之而辄发者，气虚则畏人按也。授以理饮汤方（组成与主治见上一章，编者注），数剂，饮食加多，搐亦见愈。二十剂后，病不再发。（《医学衷中参西录·治痰饮方·理饮汤》）

胃 脘 痛

○天津十区宝华里，徐氏妇，年近三旬，得胃脘疼闷证。

[病因] 本南方人，出嫁随夫，久居北方，远怀乡里，归宁不得，常起忧思，因得斯证。

[证候] 中焦气化凝郁，饮食停滞艰于下行，时欲呃逆，又苦不能上达，甚则蓄极绵绵作疼。其初病时，唯觉气分不舒，服药治疗三年，病益加剧，且身形亦渐羸弱，呼吸短气，口无津液，时常作渴，大便时常干燥，其脉左右皆弦细，右脉又兼有牢意。

[诊断]《内经》谓"脾主思"，此证乃过思伤脾以致脾不升胃不降也。为其脾气不上升，是以口无津液，呃逆不能上达；为其胃气不降，是以饮食停滞，大便干燥。治之者当调养其脾胃，俾还其脾升胃降之常，则中焦气化舒畅，疼胀自愈，饮食加多而诸病自除矣。

[处方] 生怀山药一两、大甘枸杞八钱、生箭芪三钱、生鸡内金（黄色的捣）三钱、生麦芽三钱、玄参三钱、天花粉三钱、天冬三钱、生杭芍二钱、桂枝尖钱半、生姜三钱、大枣（擘开）三枚。

共煎汤一大盅，温服。

[方解] 此方以山药、枸杞、黄芪、姜、枣培养中焦气化，以麦芽升脾（麦芽生用善升），以鸡内金降胃（鸡内金生用善降），以桂枝升脾兼以降胃（气之当升者遇之则升，气之当降者遇之则降），又用玄参、花粉诸药，以调剂姜、桂、黄芪之温热，则药性归于和平，可以久服无弊。

复诊 将药连服五剂，诸病皆大轻减，而胃疼仍未脱然，右脉仍有牢意。度其疼处当有瘀血凝滞，拟再于升降气化药中加消瘀血之品。

[处方] 生怀山药一两、大甘枸杞八钱、生箭芪三钱、玄参三钱、天花粉三钱、生麦芽三钱、生鸡内金（黄色的捣）二钱、生杭芍二钱、桃仁（去皮，炒，捣）二钱、广三七（轧细）二钱。

药共十味，将前九味煎汤一大盅，送服三七末一半，至煎渣再服时，仍送服其余一半。

[效果] 将药连服四剂，胃中安然不疼，诸病皆愈，身形渐强壮。脉象已如常人，将原方再服数剂以善其后。

[或问] 药物之性原有一定，善升者不能下降，善降者不能上升，此为一定之理，何以桂枝之性既善上升，又善下降乎？答曰：凡树枝之形状，分鹿角、蟹爪两种，鹿角者属阳，蟹爪者属阴。桂枝原具鹿角形状，且又性温，温为木气，为其得春木之气最厚，是以善升。而其味又甚辣，辣为金味，为其得秋金之味最厚，是以善降。究之其能升兼能降之理，乃天生使独，又非可仅以气味相测之。且愚谓气之当升不升者，遇桂枝则升，气之当降不降者，遇桂枝则降，此虽从实验中得来，实亦读《伤寒》《金匮》而先有会悟。今试取《伤寒》《金匮》凡用桂枝之方，汇通参观，自晓然无疑义矣。（《医学衷中参西录·肠胃病门·胃脘疼闷》）

○胞妹路姑，年四十余岁，体素瘦弱，久患脾胃湿寒，胃脘时觉疼痛，饮食减少，常作泄泻，完谷不化。因照泄泻门中益脾饼（组成与主治见上一章，编者注）原方，为制一料，服之即愈。为善后计，又服一料，永久拔除病根（本案为他人所治，编者注）。(《医学衷中参西录·宗弟相臣来函》)

痞 满

○表叔高福亭先生，年过五旬，胃阳不足，又兼肝气郁结，因之饮食减少，时觉满闷，服药半载，毫无效验。适愚远游还里，觌面谈及，俾用大枣六斤，生姜一斤，切片，同在饭甑蒸熟，臼内捣如泥，加桂枝尖细末三两，炒熟麦面斤半，和匀捏成小饼，炉上炙干，随意当点心服之，尽剂而愈。(《医学衷中参西录·大枣解》)

○一妇人年近五旬，常觉短气，饮食减少，屡延医服药，或投以宣通，或投以升散，或投以健补脾胃兼理气之品，皆分毫无效。浸至饮食日减，羸弱不起，奄奄一息，病家亦以为不治之证。后闻愚在邻村屡救危险之证，延为诊视。其脉弦细欲无，频吐稀涎，心中觉有物堵塞，气不上达，知为寒饮凝结。投以理饮汤（组成与主治见上一章，编者注），方中干姜改用七钱，连服三剂，胃口开通，又觉呼吸无力，遂于方中加生黄芪三钱，连服十余剂痊愈。(《医学衷中参西录·干姜解》)

结 胸

○台湾医士严坤荣来函，言其友避乱山中，五日未得饮食，甫归，恣饮新汲凉水，遂成寒饮结胸，喘嗽甚剧。医治二十余年，吐之、下之、温之，皆分毫无效。乞为疏方，并问《衷中参西录》载有服生硫黄法，不知东硫黄亦可服否？因作书以答之曰：详观来案，知此证乃寒饮结胸之甚者。拙著《衷中参西录》理饮汤（组成与主治见上一章，编者注）

原为治此证的方，特药味与分量当稍变更，今拟用生黄芪一两，干姜八钱，於术四钱，桂枝尖、茯苓片、炙甘草各三钱，川朴、陈皮各二钱，煎汤服。方中之义，用黄芪以补胸中大气，大气壮旺，自能运化水饮，仲景所谓"大气一转，其气乃散"也。而黄芪生用，同干姜、桂枝又能补助心肺之阳，心肺阳足，如日丽中天，阴霾自开也。更用白术、茯苓以理脾之湿，厚朴、陈皮以通胃之气，气顺温消，痰饮自除。用炙甘草者，取其至甘之味，能调干姜之辣，而干姜得甘草且能逗留其热力，使之绵长，并能和缓其热力使不猛烈也。至东硫黄，择其纯黄无杂质者，亦可生服，特其热力甚微，必一次服至钱许方能有效，若于服汤药之外，兼用之以培下焦之阳，奏效当更捷也。此信去后，两阅月又接其函，言遵方用药，十余剂病即脱然痊愈（《医学衷中参西录·总论喘证治法》中也录有本案，编者注）。（《医学衷中参西录·黄芪解》）

按：此方即《金匮》苓桂术甘汤，加黄芪、干姜、厚朴、陈皮，亦即拙拟之理饮汤（方在三期第三卷）去芍药也。原方之用芍药者，因寒饮之证，有迫其真阳外越，周身作灼，或激其真阳上窜，目眩耳聋者，芍药酸敛苦降之性，能收敛上窜外越之元阳归根也（然必与温补之药同用方有此效）。此病原无此证，故不用白芍。至黄芪在原方中，原以痰饮既开、自觉气不足者加之。兹则开始即重用黄芪者，诚以寒饮固结二十余年，非有黄芪之大力者，不能斡旋诸药以成功也。

又按：此方大能补助上焦之阳分，而人之元阳，其根柢实在于下，若更兼服生硫黄，以培下焦之阳，则奏效更速。所言东硫黄亦可用，须择其纯黄者方无杂质，唯其热力减少，不如中硫黄耳。其用量，初次可服细末一钱，不觉热则渐渐加多。一日之极量，可至半两，然须分四五次服下。不必与汤药同时服，或先或后均可（本案为他人所治，编者注）。（《医学衷中参西录·答台湾严坤荣代友问痰饮治法》）

〇一妇人年近四旬，素患寒饮，平素喜服干姜、桂枝等药。时当严冬，因在冷屋察点屋中家具为时甚久，忽昏仆于地，舁诸床上，自犹能言，谓适才觉凉气上冲遂至昏仆，今则觉呼吸十分努力气息始通，当速用药救我，言际忽又昏愦，气息几断。时愚正在其村为他家治病，急求为诊视。其脉微细若无，不足四至，询知其素日禀赋及此次得病之由，知其为寒实结胸无疑，取药无及，急用胡椒三钱捣碎，煎两三沸，徐徐灌下，顿觉呼吸顺利，不再昏厥。遂又为疏方，干姜、生怀山药各六钱，白术、当归各四钱，桂枝尖、半夏、甘草各三钱，厚朴、陈皮各二钱，煎服两剂，病愈十之八九。又即原方略为加减，俾多服数剂，以善其后。

谨案：有以胡椒非开结之品，何以用之而效为问者，曰：此取其至辛之味以救一时之急，且辛热之品能开寒结，仲景通脉四逆汤所以加重干姜也。

又有以腹满用厚朴，胸满用枳实，此两证均系结胸，何以不用枳实而用厚朴为问者，曰：枳实性凉，与寒实结胸不宜，厚朴性温，且能通阳故用也。（受业张堃谨注）（《医学衷中参西录·太阳病小陷胸汤证》）

○ 曾治一赵姓媪，年近五旬，忽然昏倒不语，呼吸之气大有滞碍，几不能息，其脉微弱而迟。询其生平，身体羸弱，甚畏寒凉，恒觉胸中满闷，且时常短气。即其素日资禀及现时病状以互勘病情，其为大气下陷兼寒饮结胸无疑。然此时形势将成痰厥，住在乡村取药无及，遂急用胡椒二钱捣碎煎两三沸，澄取清汤灌下。须臾胸中作响，呼吸顿形顺利。继用干姜八钱煎汤一盅，此时已自能饮下。须臾气息益顺，精神亦略清爽，而仍不能言，且时作呵欠，十余呼吸之顷必发太息，知其寒饮虽开，大气之陷者犹未复也。遂投以拙拟回阳升陷汤（方在三期第四卷，系生箭芪八钱，干姜六钱，当归四钱，桂枝尖三钱，甘草一钱）。服数剂，呵欠与太息皆愈，渐能言语（《医学衷中参西录·治大气下陷方·回阳升陷汤》也录入本案，编者注）。

按：此证初次单用干姜开其寒饮，而不敢佐以赭、朴诸药以降下之者，以其寒饮结胸又兼大气下陷也。设若辨证不清而误用之，必至凶危立见，此审证之当细心也。(《医学衷中参西录·论结胸治法》)

○在奉天时曾治警务处科长郝景山，年四十余，心下痞闷堵塞，饮食不能下行，延医治不效。继入东人医院，治一星期，仍然无效。浸至不能起床，吐痰腥臭，精神昏愦。再延医诊视，以为肺病已成，又兼胃病，不能治疗。其家人惶恐无措，……迎愚诊治。其脉左右皆弦，右部则弦而有力，其舌苔白厚微黄，抚其肌肤发热，问其心中亦觉热，思食凉物，大便不行者已四五日，自言心中满闷异常，食物已数日不进，吐痰不唯腥臭，且又觉凉。愚筹思再四，知系温病结胸。然其脉不为洪而有力，而为弦而有力，且所吐之痰臭而且凉者何也？盖因其人素有寒饮，其平素之脉必弦，其平素吐痰亦必凉（平素忽不自觉，今因病温，咽喉发热觉痰凉耳），因有温病之热与之混合，所以脉虽弦而仍然有力，其痰虽凉，而为温病之热熏蒸，遂至腥臭也。

为疏方，用蒌仁、生赭石细末各一两，玄参、知母各八钱，苏子、半夏、党参、生姜各四钱，煎汤冲服西药留苦四钱。一剂胸次豁然，可进饮食，右脉较前柔和，舌苔变白，心中犹觉发热，吐痰不臭，仍然觉凉。遂将原方前四味皆减半，加当归三钱，服后大便通下，心中益觉通豁。唯有时觉有凉痰自下发动，逆行上冲，周身即出汗。遂改用赭石、党参、干姜各四钱，半夏、白芍各三钱。川朴、五味、甘草各二钱，细辛一钱，连服数剂，寒痰亦消矣。

按：此证原寒饮结胸与温病结胸相并而成，而初次方中但注重温病结胸，唯生姜一味为治寒饮结胸之药。因此二病之因，一凉一热，原难并治。若将方中之生姜改为干姜，则温病之热必不退。至若生姜之性虽热，而与凉药并用实又能散热。迫至温病热退，然后重用干姜以开其寒饮。此权其病势之缓急先后分治，而仍用意周匝，不至顾此失彼，是以

能循序奏效也。(《医学衷中参西录·论结胸治法》)

○一妇人，年四十许。上焦满闷烦躁，思食凉物，而偶食之，则满闷益甚。且又黎明泄泻，日久不愈，满闷益甚，将成臌胀。屡次延医服药，多投以半补半破之剂，或佐以清凉，或佐以收涩，皆分毫无效。后愚诊视，脉象弦细而迟。知系寒饮结胸，阻塞气化。欲投以理饮汤，病家闻而迟疑，似不敢服。亦俾先煎干姜数钱服之，胸中烦躁顿除。为其黎明泄泻，遂将理饮汤去厚朴、白芍，加生鸡内金钱半，补骨脂三钱，连服十余剂，诸病皆愈(《医学衷中参西录·干姜解》也录入本案，编者注)。(《医学衷中参西录·治痰饮方·理饮汤》)

○一人年近三旬，胸中素多痰饮，平时呼吸其喉间恒有痰声。时当孟春上旬，冒寒外出，受凉太过，急急还家，即卧床上，歇息移时，呼之吃饭不应，视之有似昏睡，呼吸之间痰声辘辘，手摇之使醒，张目不能言，自以手摩胸际，呼吸大有窒碍。延医治之，以为痰厥，概治以痰厥诸方皆无效。及愚视之，抚其四肢冰冷，其脉沉细欲无，因晓其家人曰：此寒实结胸证，非用《伤寒论》白散不可。遂急购巴豆去皮及心，炒黑捣烂，纸裹数层，压去其油(药房中名为巴豆霜，恐药房制不如法，故自制之)，秤准一分五厘，开水送下，移时胸中有开通之声，呼吸顿形顺利，可作哼声，进米汤半碗。翌晨又服一剂，大便通下，病大轻减，脉象已起，四肢已温，可以发言，至言从前精神昏愦似无知觉，此时觉胸中似满闷。遂又为开干姜、桂枝尖、人参、厚朴诸药为一方，俾多服数剂以善其后。(《医学衷中参西录·太阳病小陷胸汤证》)

饮食不化

○一少妇因服寒凉开胃之药太过，致胃阳伤损，饮食不化，寒痰瘀于上焦，常常短气，治以苓桂术甘汤加干姜四钱、厚朴二钱，嘱其服后若不觉温暖，可徐徐将干姜加重。后数月见其家人，言干姜加至一两二钱、厚朴加至八钱，病始脱然。问何以并将厚朴加重？谓"初但将干姜加重则服之觉闷，后将厚朴渐加重至八钱始服之不觉闷，而寒痰亦从此开豁矣。"由是观之，元素谓：寒胀之病，于大热药中兼用厚朴，为结者散之之神药，诚不误也。(《医学衷中参西录·厚朴解》)

呕　吐

○陈景三，天津河北人，年五十六岁，业商，得反胃吐食证，半年不愈。

[病因]初因夏日多食瓜果致伤脾胃，廉于饮食，后又因处境不顺心多抑郁，致成反胃之证。

[证候]食后消化力甚弱，停滞胃中不下行，渐觉恶心，久之，则觉有气自下上冲，即将饮食吐出。屡经医诊视，服暖胃降气之药稍愈，仍然反复，迁延已年余矣。身体羸弱，脉弦长，按之不实，左右皆然。

[诊断]此证之饮食不能消化，固由于脾胃虚寒，然脾胃虚寒者，食后恒易作泄泻，此则食不下行而作呕吐者，因其有冲气上冲，并迫其胃气上逆也。当以温补脾胃之药为主，而以降胃镇冲之药辅之。

[处方]生怀山药一两、白术（炒）三钱、干姜三钱、生鸡内金（黄色的捣）三钱、生赭石（轧细）六钱、炙甘草二钱。

共煎汤一大盅，温服。

[效果]将药煎服后，觉饮食下行不复呕吐，翌日头午，大便下两次，再诊其脉不若从前之弦长，知其下元气化不固，不任赭石之镇降也。遂去赭石加赤石脂五钱（用头煎和次煎之汤，分两次送服）、苏子二钱，日煎服一剂，连服十剂霍然痊愈。盖赤石脂为末送服，可代赭石以降胃镇冲，而又有固涩下焦之力，故服后不复滑泻也。(《医学衷中参西录·肠胃病门·反胃吐食》)

○ 曾治邻村泊北庄张氏妇，年二十余，胃寒作吐，所吐之食分毫不能消化（凡食后半日吐出不消化者皆系胃寒），医治半年无效，虽投以极热之药亦分毫不觉热，脉甚细弱，且又沉迟。知其胃寒过甚，但用草木之品恐难疗治。俾用生硫黄细末一两，分作十二包，先服一包，过两旬钟不觉热，再服一包。又为开汤剂干姜、炙甘草各一两，乌附子、广油桂、补骨脂、於术各五钱，厚朴二钱，日煎服一剂。其硫黄当日服至八包，犹不觉热，然自此即不吐食矣。后数日，似又反复，遂于汤剂中加代赭石细末五钱，硫黄仍每日服八包，其吐又止。连服数日，觉微热，俾将硫黄减半，汤剂亦减半，唯赭石改用三钱。又服二十余日，其吐永不反复。愚生平用硫黄治病，以此证所用之量为最大。

至于西药中硫黄三种，其初次制者名升华硫黄，只外用于疮疡，不可内服。用升华硫黄再制之，为精制硫黄，用精制硫黄再制之为沉降硫黄，此二种硫黄可以内服。然欲其热力充足，服之可以补助元阳、温暖下焦，究不若择纯质生硫黄服之之为愈也。三期第八卷载有服生硫黄法，附有医案若干可参观。（《医学衷中参西录·论痫证治法》）

○ 友人李景南曾治一人，寒痰壅滞胃中，呕吐不受饮食，大便旬日未行。用人参八钱、干姜六钱、赭石一两，一剂呕吐即止。又加当归五钱，大便得通而愈（本案为他人所治，编者注）。（《医学衷中参西录·治喘息方·参赭镇气汤》）

呃　逆

○ 一妇人，年二十余。因悲泣过度，痰涎堵塞胃口，其胃气蓄极上逆，连连干呕。形状又似呃逆，气至咽喉不能上达。剧时浑身抖战，自掫其发，有危在顷刻之状。医者用生姜自然汁灌之，益似不能容受。愚诊视之，其脉左手沉濡，右三部皆无。然就其不受生姜观之，仍当是热痰堵塞，其脉象如此者，痰多能瘀脉也。且其面有红光，亦系热证。

遂用生白矾二钱，化水俾饮之即愈。此方愚用之屡次，审知其非寒痰堵塞，皆可随手奏效，即痰厥至垂危者亦能救愈。(《医学衷中参西录·治痰饮方·治痰点天突穴法》)

腹　　痛

○ 曾治一少年，时当夏季，午间恣食西瓜，因夜间失眠，遂于食余当窗酣睡，值东风骤至，天气忽变寒凉，因而冻醒，其未醒之先，又复梦中遗精，醒后遂觉周身寒凉抖战，腹中隐隐作疼，须臾觉疼浸加剧。急迎为诊治，其脉微细若无，为疏方，用麻黄二钱，乌附子三钱，细辛一钱，熟地黄一两，生山药、净萸肉各五钱，干姜三钱，公丁香十粒，共煎汤服之。服后温覆，周身得微汗，抖战与腹疼皆愈。此于麻黄附子细辛汤外而复加药数味者，为其少阴暴虚腹中疼痛也。(《医学衷中参西录·少阴病麻黄附子细辛汤证》)

腹　　胀

○ 后治一叟，年六旬，腹胀甚剧。治以此汤（鸡胵汤，组成与主治见上一章，编者注）数剂，其效不速。用黑丑一钱炒研细，煎此汤送下，两剂大见功效。又去黑丑，再服数剂痊愈。若小便时觉热，且色黄赤者，宜酌加滑石数钱。

按：鸡内金虽饶有消化之力，而诸家本草，实有能缩小便之说，恐于证之挟有水气者不宜。方中用白芍以利小便，所以济鸡内金之短也。(《医学衷中参西录·治癃闭方·鸡胵汤》)

便　　秘

○ 一人，年四十许，素畏寒凉。愚俾日服生硫黄（服生硫黄法在第八卷），如黑豆粒大两块，大见功效，已年余矣。偶因暑日劳碌，心中有火，恣食瓜果，又饱餐肉食，不能消化，肠中结而不行，且又疼痛，时作呕吐。医者用大黄附子细辛汤降之，不效。又用京都薛氏保赤万应散，三剂并作一剂服之，腹疼减去，而仍不通行。后愚诊视，其脉近和平，微弦无力。盖此时不食数日，不大便十日矣。遂治以葱白熨法［大葱白（切作细丝）四斤、干米醋多备待用。将葱白切丝和醋炒至极热，分作两包，乘热熨脐上。凉则互换，不可间断。其凉者，仍可加醋少许再炒热。然炒葱时，醋之多少须加斟酌。以炒成布包后，不至有汤为度。熨至六点钟，其结自开。主治便秘。编者注］，觉腹中松畅，且时作开通之声。而仍然恶心，欲作呕吐。继用赭石二两，干姜钱半，俾煎服以止其恶心。仍助以葱白熨法，通其大便。外熨内攻，药逾五点钟，大便得通而愈。

按：《金匮》大黄附子细辛汤，诚为开结良方。愚尝用以治肠结腹疼者甚效。即薛氏保赤万应散，三剂作一剂服之，以治大人，亦为开结良方。愚用过屡次皆效。而以治此证，二方皆不效者，以其证兼呕吐，二方皆不能止其呕吐故也。病人自言，从前所服之药，皆觉下行未至病所，即上逆吐出。独此次服药，则沉重下达，直抵病结之处，所以能攻下也。（《医学衷中参西录·治燥结方·通结用葱白熨法》）

○族侄孙云倬，患肠结证，缠绵两月有余。城内外及德州附近各名医，无人不请，更医数十人，服药百余剂，不但无效，转大增剧。伊亦以为无人能治，无药可医。气息奄奄，殓服已备。后接夫子信（曾为去信服《衷中参西录》中赭遂攻结汤），即携《衷中参西录》往视，幸伊心神未昏，将赭遂攻结汤方查出示之。伊素知医，卧观一小时，即猛起一手拍腑，言我病即愈，幸不当死。立急派人取药（赭遂攻结汤，组成与主治见上一章，编者注），服后片刻，腹中大响一阵，自觉其结已开，随即大泻两三盆，停约两句钟，又泻数次，其病竟愈。

随即食山药粉稀粥两茶杯，继用补益濡润之药数剂以善其后。伊之全家，至今永感不忘（本案为他人所治，编者注）。（《医学衷中参西录·卢月

痢　证

○ 邻村武生李佐廷，年五旬，素有嗜好，身形羸弱。当霍乱盛行之时，忽然腹中觉疼，恶心呕吐，下利脓血，惧甚，以为必是霍乱证。诊其脉，毫无闭塞之象，唯弦数无力，左关稍实，遂晓之曰："此非霍乱，乃下焦寒火交迫，致腹中作疼下脓血，上焦虚热壅滞，故恶心呕吐，实系痢证之剧者。"遂投以生杭芍六钱，竹茹、清半夏各三钱，甘草、生姜各二钱。一剂呕吐即愈，腹疼亦轻，而痢犹不愈，不思饮食。俾但用鸦胆子仁二十五粒，一日服两次，白糖水送下，病若失。

审斯知鸦胆子不但善理下焦，即上焦郁热用之亦妙，此所以治噤口痢而有捷效也。(《医学衷中参西录·论痢证治法》)

○ 表弟刘昌绪，年二十四岁，于中秋下痢，脓血稠黏，一日十五六次，腹疼后重甚剧。治以化滞汤（组成与主治见上一章，编者注），连服两剂，下痢次数似少减，而后重腹疼如旧。细诊其脉，尺部重按甚实，疑其肠有结粪，投以小承气汤加生杭芍数钱，下燥粪长约四寸，后重腹疼顿愈十之八九。再与以化滞汤一剂，病若失。(《医学衷中参西录·论痢证治法》)

○ 曾治一人，因久居潮湿之地，致下痢三月不愈。所下者紫血杂以脂膜，腹疼后重。或授以龙眼肉包鸦胆子方，服之，下痢与腹疼益剧。后愚诊视，其脉微弱而沉，左部几不见。俾用生硫黄研细，掺熟面少许，作丸。又重用生山药、熟地、龙眼肉煎浓汤送服。连服十余剂，共计服生硫黄两许，其痢始愈。

由是观之，即纯系赤痢亦诚有寒者，然不过百中之二三耳。且尝实验痢证，若因寒者，虽经久不愈，犹可支持。且其后重、腹疼，较因热者亦轻也。且《伤寒论》有桃花汤，治少阴病下利、便脓血者，原赤石脂与干姜并用，此为以热药治寒痢之权舆。注家不知，谓少阴之火伤阴络所致，治以桃花汤，原系从治之法。又有矫诬药性，谓赤石脂性凉，重用至一斤，干姜虽热，只用一两，其方仍以凉论者。今试取其药十分之一，煎汤服之，果凉乎热乎？此皆不知《伤寒论》此节之义，而强为注解者也。（《医学衷中参西录·治痢方·三宝粥》）

○ 胡益轩，天津南唐官屯人，年四十二岁，业商，于孟秋得泄泻兼灼热病。

[**病因**] 其兄因痢病故，铺中之事及为其兄殡葬之事，皆其一人经理，哀痛之余，又兼心力俱瘁，遂致大便泄泻，周身发热。

[**证候**] 一日夜泻十四五次，将泻时先腹疼，泻后疼益甚，移时始愈，每过午一点钟，即觉周身发热，然不甚剧，夜间三点钟后，又渐愈，其脉六部皆弱，两尺尤甚。

[**诊断**] 按：此证系下焦虚寒及胸中大气虚损也。盖下焦寒甚者，能迫下焦之元阳上浮，胸中大气虚甚者，恒不能收摄，致卫气外浮，则元阳之上浮与卫气之外浮相并，即可使周身发热。其发在过午者，因过午则下焦之阴寒益盛，而胸中大气益虚也（胸中大气乃上焦之阳气，过午阴盛，是以大气益虚）。此本虚寒泄泻之证，原不难治，而医者因其过午身热，皆不敢投以温补，是以屡治不愈。拟治以大剂温补之药，并收敛其元阳归其本源，则泄泻止而灼热亦愈矣。

[**处方**] 白术（炒）五钱、熟怀地黄一两、生怀山药一两、净萸肉五钱、干姜三钱、乌附子三钱、生杭芍三钱、云苓片二钱、炙甘草三钱。

共煎汤一大盅，温服。

复诊 服药一剂，身热即愈，服至三剂，泄泻已愈强半，脉象亦较前有力，遂即原方略为加减，俾再服之。

[**处方**] 白术（炒）六钱、熟怀地黄一两、生怀山药一两、净萸

肉五钱、龙眼肉五钱、干姜四钱、乌附子四钱、云苓片二钱、炙甘草三钱。

[**效果**] 将药连服十余剂，病遂痊愈。

[**说明**] 大队温补药中复用芍药者，取其与附子并用，能收敛元阳归根于阴，且能分利小便则泄泻易愈也。至后方去芍药者，因身已不热，元阳已归其宅，且泄泻已就愈，仍有茯苓以利其小便，无须再用芍药也。(《医学衷中参西录·大小便病门·泄泻兼发灼》)

○辽宁陆军连长何阁臣，年三十许，因初夏在郑州驻防，多受潮湿，下利脓血相杂，屡治不愈。后所下者渐变紫色，有似烂炙，杂以脂膜，腹中切痛，医者谓此因肠中腐败，故所下如此，若不能急为治愈，则肠将断矣。阁臣闻之惧甚，遂乘火车急还辽宁，长途辛苦，至家，病益剧，下利无度，而一日只食稀粥少许。时愚应辽宁军政两界之聘，在所建立达医院中施诊。阁臣遂来院求为诊治，其脉微弱而沉，左三部几不见，问其心中自觉饮食不能消化，且觉上有浮热，诸般饮食皆懒下咽，下利一昼夜二十余次，每欲利时，先觉腹中坠而且疼，细审病因，确系寒利无疑，其所下者如烂炙，杂以脂膜者，是其肠中之膜，诚然腐败随利而下也。西人谓此证为肠溃疡，乃赤利之坏证，最为危险，所用之药有水银基制品，而用于此证实有不宜。即愚平素所遇肠溃疡证，亦恒治以金银花、旱三七、鸦胆子诸药，对于此证亦不宜。盖肠溃疡证多属于热，而此证独属于寒，此诚肠溃疡证之仅见者也。遂俾用生硫黄细末，掺熟面少许为小丸，又重用生山药、熟地黄、龙眼肉，煎浓汤送服，连服十余剂，共服生硫黄二两半（日服药一剂，头煎次煎约各送服生硫黄八分许），其利始愈。

按：此证脉微弱而沉，少阴之脉也，下者如烂炙兼脂膜，较下脓血为尤甚矣。使其初得下脓血时，投以桃花汤不即随手可愈乎？乃至病危已至极点，非桃花汤所能胜任，故仍本桃花汤之义，以硫黄代干姜（上焦有浮热者忌干姜不忌硫黄），用生山药、熟地黄、龙眼肉以代石脂（病人阴虚，石脂能固下不能滋阴，山药诸药能固下兼能滋阴），如此变通，仍不失桃花汤之本义，是以多服十余剂亦能奏效也。至此节之下节，下利不止，下脓血，又添腹痛，小便不利证，亦桃花汤主之。盖小便不利因寒者亦恒有之，故投以桃花汤亦能愈也。(《医学衷中参西录·少阴病桃花汤证》)

〇 一人，年五十余，素吸鸦片。当霍乱盛行之时，忽然心中觉疼，恶心呕吐，下利脓血参半。病家惧甚，以为必是霍乱暴证。诊其脉毫无闭塞之象，唯弦数无力，左关稍实。愚曰：此非霍乱，乃下焦寒火交战，故腹中作疼，下利脓血。上焦虚热壅迫，故恶心呕吐，实系利证之剧者。遂投以白芍六钱，竹茹、清半夏各三钱，甘草、生姜各二钱，一剂呕吐即愈，腹疼亦轻，而痢独不愈，不思饮食。俾单用鸦胆子五十粒，一日连服两次，病若失。

审斯，鸦胆子不但善理下焦，即上焦虚热用之亦妙，此所以治噤口痢而有捷效也。(《医学衷中参西录·论痢证治法》也录入本案，编者注)(《医学衷中参西录·治痢方》)

〇 郑耀先，枣强人，年五旬，在天津一区为私塾教员，于孟秋得下痢证。

[**病因**] 连日劳心过度，心中有热，多食瓜果，遂至病痢。

[**证候**] 腹疼后重，下痢赤白参半，一日夜七八次，其脉左部弦而有力，右部浮而濡，重按不实，病已八日，饮食减少，肢体酸软。

[**诊断**] 证脉合参，当系肝胆因劳心生热，脾胃因生冷有伤，冷热相搏，遂致成痢。当清其肝胆之热，兼顾其脾胃之虚。

[**处方**] 生怀山药一两、生杭芍一两、当归六钱、炒薏米六钱、金银花四钱、竹茹（碎者）三钱、甘草三钱、生姜三钱。

共煎汤一大盅，温服。

复诊 服药两剂，腹疼后重皆除，下痢次数亦减，且纯变为白痢。

第三章 医案

再诊脉左部已和平如常，而右部之脉仍如从前，斯再投以温补脾胃之剂当愈。

[处方] 生怀山药一两、炒薏米五钱、龙眼肉五钱、山楂片三钱、干姜二钱、生杭芍二钱。

共煎汤一大盅，温服。

[效果] 将药煎汤，服两剂，痢遂痊愈。

[说明] 按：欲温补其脾胃而复用芍药者，防其肝胆因温补复生热也。用山楂片者，以其能化白痢之滞，且与甘草同用则酸甘化合（即甲已化土），实有健运脾胃之功效也。（《医学衷中参西录·痢疾门·痢疾》）

胁　痛

○齐斐章，县尹，吉林人，寓天津二区，年五旬，得胁下作疼，兼胃口疼病。

[病因] 素有肝气不顺病，继因设买卖赔累，激动肝气，遂致胁下作疼，久之胃口亦疼。

[证候] 其初次觉疼恒在申酉时，且不至每日疼，后浸至每日觉疼，又浸至无时不疼。屡次延医服药，过用开破之品伤及脾胃，饮食不能消化，至疼剧时恒连胃中亦疼。其脉左部沉弦微硬，右部则弦而无力，一息近五至。

[诊断] 其左脉弦硬而沉者，肝经血虚火盛而肝气又郁结也。其右脉弦而无力者，土为木伤，脾胃失其蠕动健运也。其胁疼之起点在申酉时者，因肝属木申酉属金，木遇金时其气化益遏抑不舒也。《内经》谓："厥阴不治，求之阳明。"夫厥阴为肝，阳明为胃，遵《内经》之微旨以治此证，果能健补脾胃，俾中焦之气化运行无滞，再少佐以理肝之品，则胃疼可愈，而胁下之疼亦即随之而愈矣。

[处方] 生怀山药一两、大甘枸杞六钱、玄参五钱、寸麦冬（带心）

四钱、於白术三钱、生杭芍三钱、生麦芽三钱、桂枝尖二钱、龙胆草二钱、生鸡内金（黄色的捣）二钱、厚朴钱半、甘草钱半。

共煎汤一大盅，温服。

复诊 将药连服四剂，胃中已不作疼，胁下之疼亦大轻减，且不至每日作疼，即有疼时亦须臾自愈。脉象亦见和缓，遂即原方略为加减俾再服之。

[**处方**] 生怀山药一两、大甘枸杞六钱、玄参四钱、寸麦冬（带心）四钱、於白术三钱、生杭芍三钱、当归三钱、桂枝尖二钱、龙胆草二钱、生鸡内金（黄色的捣）二钱、醋香附钱半、甘草钱半、生姜二钱。

共煎汤一大盅，温服。

[**效果**] 将药连服五剂，胁下之疼霍然痊愈，肝脉亦和平如常矣。遂停服汤药，俾日用生怀山药细末两许，水调煮作茶汤，调以蔗糖令适口，以之送服生鸡内金细末二分许，以善其后。

[**或问**] 人之手足皆有阳明经与厥阴经。《内经》浑言厥阴阳明，而未显指其为足经、手经，何以知其所称者为足厥阴肝、足阳明胃乎？答曰：此有定例，熟读《内经》者自能知之。盖人之足经长、手经短，足经原可以统手经也。是《内经》之论六经，凡不言手经、足经者，皆指足经而言，若所论者为手经则必明言为手某经矣。此不但《内经》为然，即如《伤寒论》以六经分篇，亦未尝指明为手经、足经，而所载诸方大抵皆为足经立法也。

[**或问**] 理肝之药莫如柴胡，其善疏肝气之郁结也。今治胁疼两方中皆用桂枝而不用柴胡，将毋另有取义？答曰：桂枝与柴胡虽皆善理肝，而其性实有不同之处。如此证之疼肇于胁下，是肝气郁结而不舒畅也，继之因胁疼累及胃中亦疼，是又肝木之横恣而其所能胜也。柴胡能疏肝气之郁，而不能平肝木之横恣，桂枝其气温升（温升为木气），能疏肝气之郁结则胁疼可愈，其味辛辣（辛辣为金味），更能平肝木横恣则胃疼亦可愈也。唯其性偏于温，与肝血虚损有热者不宜，故特加龙胆草以

调剂之，俾其性归和平而后用之，有益无损也。不但此也，拙拟两方之要旨，不外升肝降胃，而桂枝之妙用，不但为升肝要药，实又为降胃要药。《金匮》桂枝加桂汤，治肾邪奔豚上干直透中焦，而方中以桂枝为主药，是其能降胃之明征也。再上溯《神农本经》，谓桂枝主上气咳逆及吐吸（吸不归根即吐出，即后世所谓喘也），是桂枝原善降肺气，然必胃气息息下行，肺气始能下达无碍。细绎经旨，则桂枝降胃之功用，更可借善治上气咳逆吐吸而益显也。盖肝升胃降，原人身气化升降之常，顺人身自然之气化而调养之，则有病者自然无病，此两方之中所以不用柴胡皆用桂枝也。（《医学衷中参西录·肢体疼痛门·胁下疼兼胃口疼》）

黄　疸

○ 曾治一人受感冒，恶寒无汗，周身发黄，以麻黄汤发之，汗出而黄不退。细诊其脉，左部弦而无力，右部濡而无力，知其肝胆之阳不振，而脾胃又虚寒也。盖脾胃属土，土色本黄，脾胃有病，现其本色，是以其病湿热也，可现明亮之黄色，其病湿寒也，亦可现黯淡之黄色。观此所现之黄色，虽似黯淡而不甚黯淡者，因有胆汁妄行在其中也。此盖因肝胆阳分不振，其中气化不能宣通胆汁达于小肠化食，以致胆管闭塞，胆汁遂蓄极妄行，溢于血分而透黄色，其为黄色之根源各异，竟相并以呈其象，是以其发黄似黯淡而非黯淡也。审病既确，遂为拟分治左右之方以治之。

生箭芪六钱、桂枝尖二钱、干姜三钱、厚朴钱半、陈皮钱半、茵陈二钱。

上药六味，共煎汤一大盅，温服。

方中之义，用黄芪以助肝胆之阳气，佐以桂枝之辛温，更有开通之力也。用干姜以除脾胃之湿寒，辅以厚朴能使其热力下达。更辅以陈皮，能使其热力旁行，其热力能布濩充周，脾胃之寒湿自除也。用茵陈者，为其具有升发之性，实能开启胆管之闭塞，且其性能利湿，更与姜、桂同用，虽云苦寒而亦不觉其苦寒也。况肝胆中寄有相火，肝胆虽凉，相火之寄者仍在，相火原为龙雷之火，不可纯投以辛热之剂以触发之，少加茵陈，实兼有热因寒用之义也。(《医学衷中参西录·阳明病茵陈蒿汤栀子柏皮汤麻黄连轺赤小豆汤诸发黄证》)

○ 又治一人，时当仲秋，寒热往来，周身发黄，心中烦热，腹中又似觉寒凉，饮食不甚消化，其脉左部弦硬，右部沉濡，心甚疑之，问其得病之由，答云：不知。因细问其平素之饮食起居，乃知因屋宇窄隘，六七月间皆在外露宿，且其地多潮湿，夜间雾露尤多。乃恍悟此因脏腑久受潮湿，脾胃属土，土为太阴，湿郁久则生寒，是以饮食不能消化。肝胆属木，木为少阳，湿郁久则生热，又兼有所寄之相火为之熏蒸，以致胆管肿胀闭塞，是以胆汁妄行，溢于血中而身黄也。舌上微有白苔，知其薄受外感，侵入三焦，三焦原为手少阳与足少阳并为游部，一气贯通，是以亦可作寒热，原当以柴胡和解之，其寒热自已，茵陈性近柴胡，同为少阳之药，因其身发黄，遂用茵陈三钱以代柴胡，又加连翘、薄荷叶、生姜各三钱，甘草二钱，煎汤服后，周身得汗（足少阳不宜发汗，手少阳宜发汗），寒热往来愈，而发黄如故。于斯就其左右之脉寒热迥殊者，再拟一方治之。

茵陈三钱、栀子三钱、干姜三钱、白术（炒）三钱、厚朴二钱、焰硝（研细）五分。

上六味，将前五味煎汤一大盅，乘热纳硝末融化服之。

方中之义，用栀子、茵陈以清肝胆之热，用干姜、白术、厚朴以除脾胃之寒，药性之凉热迥然不同，而汇为一方自能分途施治也。用焰硝者，因胆管之闭塞，恒有胆石阻隔，不能输其胆汁于小肠，焰硝之性善消，即使胆管果有胆石，服之亦不难消融也。(《医学衷中参西录·阳明病茵陈蒿汤栀子柏皮汤麻黄连轺赤小豆汤诸发黄证》)

○ 岁在乙丑，客居沧州，自仲秋至孟冬一方多有黄疸证。其人身无大热，心中满闷，时或觉热，见饮食则恶心，强食之恒作呕吐，或食后不能下行，剧者至成结证，又间有腹中觉凉，食后饮食不能消化者。愚共治六十余人，皆随手奏效。其脉左似有热，右多郁象，盖其肝胆热而脾胃凉也。原因为本年季夏阴雨连旬，空气之中所含水分过度，人处其中，脏腑为湿所伤。肝胆属木，禀少阳之性，湿郁久则生热；脾胃属土，禀太阴之性，湿郁久则生寒，此自然之理也。为木因湿郁而生热，则胆囊之口肿胀，不能输其汁于小肠以化食，转溢于血分，色透肌表而发黄。为土因湿郁而生寒，故脾胃火衰，不能熟腐水谷，运转下行，是以恒作胀满，或成结证。为疏方用茵陈、栀子、连翘各三钱，泻肝胆之热，即以消胆囊之肿胀；厚朴、陈皮、生麦芽（麦芽生用不但能开胃且善疏肝胆之郁）各二钱，生姜五钱开脾胃之郁，即以祛脾胃之寒；茯苓片、生薏米、赤小豆、甘草各三钱，泻脏腑之湿，更能培土以胜湿，且重用甘草即以矫茵陈蒿之劣味也（此证闻茵陈之味多恶心呕吐，故用甘草调之）。服一剂后，心中不觉热者，去栀子，加生杭芍三钱，再服一剂。若仍不能食者，用干姜二钱以代生姜。若心中不觉热转觉凉者，初服即不用栀子，以干姜代生姜。凉甚者，干姜可用至五六钱。呕吐者，加赭石六钱或至一两。服后吐仍不止者，可先用开水送服赭石细末四五钱，再服汤药。胃脘肠中结而不通者，用汤药送服牵牛（炒熟）为末三钱，通利后即减去。如此服至能进饮食，即可停药。黄色未退，自能徐消。此等黄疸，乃先有外感内伏，酿成内伤，当于《伤寒论》《金匮》所载之黄疸以外另为一种矣。（《医学衷中参西录·论黄疸有内伤外感及内伤外感之兼证并详治法》）

头　痛

○ 天津北马路西首，于氏妇，年二十二岁，得脑充血头疼证。

[**病因**] 其月信素日短少、不调，大便燥结，非服降药不下行，浸至脏腑气化有升无降，因成斯证。

[**证候**] 头疼甚剧，恒至夜不能眠，心中常觉发热，偶动肝火即发眩晕，胃中饮食恒停滞不消，大便六七日不行，必须服通下药始行。其脉弦细有力而长，左右皆然，每分钟八十至，延医诊治历久无效。

[**诊断**] 此因阴分亏损，下焦气化不能固摄，冲气遂挟胃气上逆，而肝脏亦因阴分亏损水不滋木，致所寄之相火妄动，恒助肝气上冲。由斯脏腑之气化有升无降，而自心注脑之血为上升之气化所迫，遂至充塞于脑中血管而作疼作晕也。其饮食不消大便不行者，因冲胃之气皆逆也。其月信不调且短少者，因冲为血海，肝为冲任行气，脾胃又为生血之源，诸经皆失其常司，是以月信不调且少也。《内经》谓："血菀（同郁）于上，使人薄厥。"言为上升之气血逼薄而厥也。此证不急治则薄厥将成，宜急治以降胃、镇冲、平肝之剂，再以滋补真阴之药辅之，庶可转上升之气血下行不成薄厥也。

[**处方**] 生赭石（轧细）一两、怀牛膝一两、生怀地黄一两、大甘枸杞八钱、生怀山药六钱、生杭芍五钱、生龙齿（捣碎）五钱、生石决明（捣碎）五钱、天冬五钱、生鸡内金（黄色的捣）二钱、苏子（炒，捣）二钱、茵陈钱半、甘草钱半。

共煎汤一大盅，温服。

复诊 将药连服四剂，诸病皆见轻，脉象亦稍见柔和。唯大便六日仍未通行，因思此证必先使其大便如常，则病始可愈，拟将赭石加重，再将余药略为加减以通其大便。

[**处方**] 生赭石（轧细）两半、怀牛膝一两、天冬一两、黑芝麻（炒，捣）八钱、大甘枸杞八钱、生杭芍五钱、生龙齿（捣碎）五钱、生石决明（捣碎）五钱、苏子（炒，捣）三钱、生鸡内金（黄色的捣）钱半、甘草钱半、净柿霜五钱。

药共十二味，将前十一味煎汤一大盅，入柿霜融化温服。

三诊 将药连服五剂，大便间日一行，诸证皆愈十之八九，月信适来，仍不甚多，脉象仍有弦硬之意，知其真阴犹未充足也。当即原方略为加减，再加滋阴生血之品。

[**处方**] 生赭石（轧细）一两、怀牛膝八钱、大甘枸杞八钱、龙眼肉六钱、生怀地黄六钱、当归五钱、玄参四钱、沙参四钱、生怀山药四钱、生杭芍四钱、生鸡内金（黄色的捣）一钱、甘草二钱、生姜三钱、大枣（掰开）三枚。

共煎汤一大盅，温服。

[**效果**] 将药连服四剂后，心中已分毫不觉热，脉象亦大见和平，大便日行一次，遂去方中玄参、沙参，生赭石改用八钱，生怀山药改用六钱，俾多服数剂，以善其后。（《医学衷中参西录·脑充血门·脑充血头疼》）

中　风

○ 曾治一媪，年五十许，于仲冬忽然中风昏倒，呼之不应，其胸中似有痰涎壅滞，大碍呼吸。诊其脉，微细欲无，且迟缓，知其素有寒饮，陡然风寒袭入，与寒饮凝结为恙也。急用胡椒三钱捣碎，煎两三沸，取浓汁多半茶杯灌之，呼吸顿觉顺利。继用干姜六钱，桂枝尖、当归各三钱，连服三剂，可作呻吟，肢体渐能运动，而左手足仍不能动。又将干姜减半，加生黄芪五钱，乳香、没药各三钱，连服十余剂，言语行动遂复其常。

若其人元气不虚，而偶为邪风所中，可去人参，加蜈蚣一条、全蝎一钱。若其证甚实，而闭塞太甚者，或二便不通，或脉象郁涩，可加生大黄数钱，内通外散，仿防风通圣散之意可也。（《医学衷中参西录·治内外中风方·搜风汤》）

○ 大樊庄顾子安，患肢体瘫痪，时当溽暑，遍延中西医诊治无效。

锡光用《衷中参西录》加味黄芪五物汤（组成与主治见上一章，编者注）治之，连服数剂痊愈（本案为他人所治，编者注）。(《医学衷中参西录·王锡光来函》)

颤　证

○ 又族侄妇，年二十余，素性谨言，情志抑郁。因气分不舒，致四肢痉挛颤动，呼吸短促，胸中胀闷，约一昼夜。先延针科医治，云是鸡爪风，为刺囟门及十指尖，稍愈，旋即复作如故。其脉左部弦细，右部似有似无，一分钟数至百至。其两肩抬动，气逆作喘。询知其素不健壮，廉于饮食。盖肝属木而主筋，肝郁不疏则筋挛，肝郁恒侮其所胜，故脾土受伤而食少。遂为开《衷中参西录》培脾舒肝汤（组成与主治见上一章，编者注）。为有逆气上干，又加生赭石细末五钱。嘱服二剂，痉挛即愈，气息亦平。遂去赭石膏照原方又服数剂，以善其后。(《医学衷中参西录·相臣哲嗣毅武来函》)

水　肿

○ 马朴臣，辽宁大西关人，年五旬，业商，得受风水肿兼有痰证。

[**病因**] 因秋末远出经商，劳碌受风遂得斯证。

[**证候**] 腹胀，周身漫肿，喘息迫促，咽喉膺胸之间时有痰涎堵塞，舌苔淡白，小便赤涩短少，大便间日一行，脉象无火而微浮，拟是风水，当遵《金匮》治风水之方治之。

[**处方**] 生石膏（捣细）一两、麻黄三钱、甘草二钱、生姜二钱、大枣（擘开）四枚、西药阿司匹林三分。

药共六味，将前五味煎汤一大盅，冲化阿司匹林，温服，被覆取汗。

[**方解**] 此方即越婢汤原方（组成与主治见上一章，编者注）加西药阿

司匹林也。当时冬初，北方天气寒凉汗不易出，恐但服越婢汤不能得汗，故以西药之最善发汗兼能解热者之阿司匹林佐之。

复诊 将药服后，汗出遍体，喘息顿愈，他证如故，又添心中热渴不思饮食。诊其脉仍无火象，盖因痰饮多而湿胜故也。斯当舍脉从证，而治以清热之重剂。

[**处方**] 生石膏（捣细）四两、天花粉八钱、薄荷叶钱半。

共煎汤一大碗，俾分多次徐徐温饮下。

三诊 将药服后，热渴痰涎皆愈强半，小便亦见多，可进饮食，而漫肿腹胀不甚见轻。斯宜注重利其小便以消漫肿，再少加理气之品以消其腹胀。

[**处方**] 生石膏（捣细）一两、滑石一两、地肤子三钱、丈菊子（捣碎）三钱、海金沙三钱、槟榔三钱、鲜茅根三钱。

共煎汤一大盅半，分两次温服下。

丈菊，俗名向日葵。究之，向日葵之名当属之卫足花，不可以名丈菊也。丈菊子《本草纲目》未收，因其善治淋疼利小便，故方中用之。

[**效果**] 将药煎服两剂，小便大利，肿胀皆见消，因将方中石膏、滑石、槟榔皆减半，连服三剂病痊愈。(《医学衷中参西录·肿胀门·风水有痰》)

○ 一妇人，年四十许，得水肿证。其脉象大致平和，而微有滑数之象。俾浓煎鲜茅根汤饮之，数日病愈强半。其子来送信，愚因嘱之曰：有要紧一言，前竟忘却。患此证者，终身须忌食牛肉。病愈数十年，食之可以复发。孰意其子未返，已食牛肉。且自觉病愈，出坐庭中，又兼受风。其证陡然反复，一身尽肿，两目因肿甚不能开视。愚用越婢汤（组成与主治见上一章，编者注）发之，以滑石易石膏（用越婢汤原方，常有不汗者，若以滑石易石膏则易得汗），一剂汗出，小便顿利，肿亦见消。再饮白茅根汤，数日病遂痊愈。

按：白茅根，拙拟二鲜饮与三鲜饮，用以治吐衄。此方又用以治水肿，而其功效又不只此也。愚治伤寒温病，于大便通后，阳明之盛热已消，恒俾浓煮鲜茅根汤，渴则饮之，其人病愈必速，且愈后即能饮食，更无反复之患。盖寒温愈后，其人不能饮食与屡次复病者，大抵因余热未尽与胃中津液未复也。白茅根甘凉之性，既能清外感余热，又能滋胃中津液。至内有郁热，外转觉凉者，其性又善宣通郁热使达于外也。

又按：凡臌胀，无论或气、或血、或水肿。治愈后，皆终身忌食牛肉。盖牛肉属土，食之能壅滞气血，且其彭亨之形，有似腹胀，故忌之也。医者治此等证，宜切嘱病家，慎勿误食。(《医学衷中参西录·治臌闭方·白茅根汤》)

○邑北境常庄刘氏妇，年过三旬，因受风得水肿证。

[病因] 原系农家，时当孟夏，农家忙甚，将饭炊熟，复自馌田间，因做饭时受热出汗，出门时途间受风，此后即得水肿证。

[证候] 腹中胀甚，头面周身皆肿，两目之肿不能开视，心中发热，周身汗闭不出，大便干燥，小便短赤。其两腕肿甚不能诊脉，按之移时，水气四开，始能见脉。其左部弦而兼硬，右部滑而颇实，一息近五至。

[诊断]《金匮》辨水证之脉，谓风水脉浮，此证脉之部位肿甚，原无从辨其脉之浮沉，然即其自述，谓于有汗受风之后，其为风水无疑也。其左脉弦硬者，肝胆有郁热也，其右脉滑而实者，外为风束胃中亦浸生热也。至于大便干燥，小便短赤，皆肝胃有热之所致也。当用《金匮》越婢汤加减治之。

[处方] 生石膏（捣细）一两、滑石四钱、生杭芍四钱、麻黄三钱、甘草二钱、大枣（擘开）四枚、生姜二钱；西药阿司匹林一瓦。

中药七味，共煎汤一大盅，当煎汤将成之时，先用白糖水将西药阿司匹林送下，候周身出汗（若不出汗仍可再服一瓦），将所煎之汤药温服下，其汗出必益多，其小盒当利，肿即可消矣。

复诊　如法将药服完，果周身皆得透汗，心中已不发热，小便遂利，腹胀身肿皆愈强半，脉象已近和平，拟再治以滋阴利水之剂，以消其余肿。

[**处方**] 生杭芍六钱、生薏米（捣碎）六钱、鲜白茅根一两。

药共三味，先将前二味水煎十余沸，加入白茅根，再煎四五沸，取汤一大盅，温服。

[**效果**] 将药连服十剂，其肿全消，俾每日但用鲜白茅根一两，煎数沸当茶饮之，以善其后。

[**或问**] 前方中用麻黄三钱原可发汗，何必先用西药阿司匹林先发其汗乎？答曰：麻黄用至三钱虽能发汗，然有石膏、滑石、芍药以监制之，则其发汗之力顿减，况肌肤肿甚者，汗尤不易透出也。若因其汗不易出，拟复多加麻黄，而其性热而且燥，又非所宜。唯西药阿司匹林，其原质存于杨柳皮津液之中，其性凉而能散，既善发汗又善清热，以之为麻黄之前驱，则麻黄自易奏功也。

[**或问**] 风袭人之皮肤，何以能令人小便不利积成水肿？答曰：小便出于膀胱，膀胱者太阳之腑也。袭入之风由经传腑，致膀胱失其所司，是以小便不利。麻黄能祛太阳在腑之风，佐以石膏、滑石膏更能清太阳在腑之热，是以服药汗出而小便自利也。况此证肝中亦有蕴热，《内经》谓"肝热病者小便先黄"，是肝与小便亦大有关系也。方中兼用芍药以清肝热，则小便之利者当益利。至于薏米、茅根，亦皆为利小便之辅佐品，汇集诸药为方，是以用之必效也。（《医学衷中参西录·肿胀门·受风水肿》）

癃　闭

○ 石玉和，辽宁省公署护兵，年三十二岁，于仲冬得小便不通证。

［**病因**］晚饭之后，食梨一颗，至夜站岗又受寒过甚，遂致小便不通。

［**证候**］病初得时，先入西医院治疗。西医治以引溺管，小便通出，有顷小便复存蓄若干，西医又纳以橡皮引溺管，使久在其中有尿即通出。乃初虽稍利，继则小便仍不出，遂求为诊治。其脉弦细沉微，不足四至，自言下焦疼甚且凉甚，知其小便因受寒而凝滞也，斯当以温热之药通之。

［**处方**］野党参五钱、椒目（炒，捣）五钱、怀牛膝五钱、乌附子三钱、广肉桂三钱、当归三钱、干姜二钱、小茴香二钱、生明没药二钱、威灵仙二钱、甘草二钱。

共煎一大盅，温服。

［**方解**］方中之义，人参、灵仙并用，可治气虚小便不通。椒目与桂、附、干姜并用，可治因寒小便不通。又佐以当归、牛膝、茴香、没药、甘草诸药，或润而滑之，或引而下之，或辛香以透窍，或温通以开瘀，或和中以止疼，众药相济为功，自当随手奏效也。

［**效果**］将药煎服一剂，小便通下，服至三剂，腹疼觉凉痊愈，脉已复常。俾停服汤药，日用生硫黄钱许研细，分作两次服，以善其后。

［**说明**］诸家本草，皆谓硫黄之性能使大便润、小便长，用于此证，其暖而能通之性适与此证相宜也（《医学衷中参西录·〈伤寒论〉少阴篇桃花汤是治少阴寒痢非治少阴热痢解》与《医学衷中参西录·论水臌气臌治法》中也录有本案，编者注）。(《医学衷中参西录·大小便病门·小便因寒闭塞》)

血　证

○ 曾训蒙于邑之北境刘仁村，愚之外祖家也……隔数日又有他校学生，年十四岁，吐血数日不愈，其吐之时，多由于咳嗽。诊其脉，甚迟濡，右关尤甚。疑其脾胃虚寒，不能运化饮食，询之果然。盖吐血之证多由于胃气不降。饮食不能运化，胃气即不能下降。咳嗽之证，多由于痰饮入肺。饮食迟于运化，又必多生痰饮，因痰饮而生咳嗽，因咳嗽而气之不降者更转而上逆，此吐血之所由来也，亦投以温降汤（组成与主治见上一章，编者注），一剂血止，接服数剂，饮食运化，咳嗽亦愈。（《医学衷中参西录·干姜解》也录入本案，编者注）（《医学衷中参西录·论治吐血衄血证间有因寒者》）

○ 近在沈阳医学研究社，与同人论吐血、衄血之证，间有因寒者，宜治以干姜。社友李子林谓从前小东关有老医徐敬亭者，曾用理中汤（组成与主治见上一章，编者注）治愈历久不愈之吐血证，是吐血证诚有因胃寒者之明征也。然徐君但知用理中汤以暖胃补胃，而不知用赭石、半夏佐之，以降胃气，是处方犹未尽善也。特是药房制药多不如法，虽清半夏中亦有矾，以治血证、吐证，必须将矾味用微温之水淘净，然淘时必于方中原定之方量外加多数钱淘之，以补其淘去矾味所减之分量及所减之药力。（《医学衷中参西录·干姜解》）

○ 邻村高边务高某，年四十余，小便下血，久不愈。其脉微细而迟，身体虚弱恶寒，饮食减少。知其脾胃虚寒，中气下陷，黄坤载所谓血之亡于便溺者，太阴不升也。为疏方，干姜、於术各四钱，生山药、熟地各六钱，乌附子、炙甘草各三钱，煎服一剂血见少，连服十余剂痊愈（《医学衷中参西录·论治吐血衄血证间有因寒者》中也录有本案，编者注）。（《医学衷中参西录·干姜解》）

○ 家族婶有下血证，医治十余年，时愈时发，终未除根。……七月，病又反复。治以安冲汤方［白术（炒）一两、生黄芪六钱、生龙骨（捣细）六钱、生牡蛎（捣细）六钱、大生地六钱、生杭芍三钱、海螵蛸（捣细）四钱、茜草三钱、川续断四钱。主治妇女经水行时多而且久，过期不止或不时漏下。编者注］，以其心中觉凉，加干姜二钱。一剂病又愈（本案为他人所治，编者注）。（《医学衷中参西录·孙香荪来函》）

痰　饮

○ 曾有一少妇，上焦烦热，不能饮食，频频咳吐，皆系稀涎，脉象弦细无力。知系脾胃湿寒，不能运化饮食下行，致成留饮为恙也。询其得病之初，言偶因咳嗽懒食，延本处名医投以瓜蒌、贝母、麦冬之类，旋愈旋即反复，服药月余竟至如此。遂为开苓桂术甘汤，加干姜、半夏（细观第三卷理饮汤后跋语自知），且细为剖析用药之意。及愚旋里，其药竟不敢服，复请前医治之，月余而亡。夫世之所谓名医者，其用药大抵如此，何不读黄氏之论，而反躬自省也哉！（《医学衷中参西录·治吐衄方·寒降汤》）

○ 愚在沧州贾官屯张寿田家治病，见有制丸药器具，问用此何为？答谓：舍妹日服礞石滚痰丸，恐药铺治不如法，故自制耳。愚曰：礞石滚痰丸，原非常服之药，何日日服之。寿田谓：舍妹素多痰饮，堵塞胃脘作胀满，一日不服滚痰丸，即不进食，今已服月余，亦无他变，想此药与其气质相宜耳。愚再三驳阻，彼终不以为然。

后隔数月，迎愚往为诊治，言从前服滚痰丸饮食加多，继则饮食渐减，后则一日不服药即不能进食，今则服药亦不能进食，日仅一餐，唯服稀粥少许，且时觉热气上浮，耳鸣欲聋。脉象浮大，按之甚软，知其心肺阳虚，脾胃气弱，为服苦寒攻泻之药太过，故病证脉象如斯也。拟治以理饮汤（方在三期三卷，干姜五钱，於术四钱，桂枝尖、生杭芍、茯苓片、炙甘草各二钱，陈皮、厚朴各钱半）。寿田谓：从前医者用桂、附，即觉上焦烦躁不能容受。愚曰：桂、附原非正治心肺脾胃之药，况又些些用之，病重药轻，宜其不受，若拙拟理饮汤，与此证针芥相投，服之必效，若畏其药不敢轻服，单用干姜五钱试服亦可。于斯遂单将干姜五钱煎服，耳即不鸣，须臾觉胸次开通，可以进食。继投以理饮汤，服数剂后，心中转觉甚凉，遂将干姜改用一两，甘草、厚朴亦稍加多，连服二十余剂痊愈（《医学衷中参西录·治痰饮方·理饮汤》亦载有本案，编者

注)。(《医学衷中参西录·干姜解》)

○一妇人，年近五旬，常觉短气，饮食减少。屡次延医服药，或投以宣通，或投以升散，或投以健补脾胃，兼理气之品，皆分毫无效。浸至饮食日减，羸弱不起，奄奄一息，病家亦以为不治之证矣。后闻愚在其邻村，屡救危险之证，复延愚诊视。其脉弦细欲无，频吐稀涎。询其心中，言觉有物堵塞胃口，气不上达，知其为寒饮凝结也。遂投以理饮汤（组成与主治见上一章，编者注），方中干姜改用七钱，连服三剂，胃口开通。又觉呼吸无力，遂于方中加生黄芪三钱，连服十余剂，病痊愈。

方书谓，饮为水之所结，痰为火之所凝，是谓饮凉而痰热也。究之饮证亦自分凉热，其热者，多由于忧思过度，甚则或至癫狂，虽有饮而恒不外吐。其凉者，则由于心肺阳虚，如方名下所言种种诸情状。且其证，时吐稀涎，常觉短气，饮食廉少，是其明征也（后世谓痰之稀者为饮，稠者为痰，与《金匮》所载四饮名义不同）。(《医学衷中参西录·治痰饮方·理饮汤》)

消　渴

○尝治一少年，咽喉常常发干，饮水连连，不能解渴，诊其脉微弱迟濡。投以四君子汤，加干姜、桂枝尖，一剂而渴止矣。又有湿热郁于中焦作渴者，苍柏二妙散、丹溪越鞠丸，皆可酌用。(《医学衷中参西录·治消渴方·玉液汤》)

虚　损

○陈修园曰：朱紫坊黄姓之女，年二十二岁。始因经闭，服行经之药不效。后泄泻不止，食少骨瘦如柴，服四神、八味之类，泻益甚，而五更至天明数次，便后带血。余主用《金匮》黄土汤，以干姜易附子，每服加生鹿茸五钱。意以先止其泄泻便红，然后再调其经水。连服八剂，泄泻如故，而经水通矣。又服五剂，泻血俱止。后服六君子汤加干姜收功。可知鹿茸入冲、任、督三脉，大能补血，非无情之草木所可比也。

观修园此案，则鹿茸之功用，诚非西人所能尽知矣（本案为他人所治，编者注）。（《医学衷中参西录·治痰饮方·期颐饼》）

大气下陷

〇 天津东门里东箭道，宋氏妇，年四旬，于仲夏得大气下陷，周身发冷证。

[**病因**] 禀赋素弱，居恒自觉气分不足，偶因努力搬运重物，遂觉呼吸短气，周身发冷。

[**证候**] 呼吸之间，恒觉气息不能上达，时当暑热，着夹衣犹觉寒凉，头午病稍轻，午后则渐剧，必努力始能呼吸，外被大氅犹或寒战，饮食少许，犹不消化。其脉关前沉细欲无，关后差胜亦在沉分，一息不足四至。

[**诊断**] 此上焦心肺之阳虚损，又兼胸中大气下陷也。为其心肺阳虚，是以周身恶寒而饮食不化，为其胸中大气下陷，是以呼吸短气，头午气化上升之时是以病轻，过午气化下降之时所以增剧也。拟治以回阳升陷汤加党参之大力者以补助之。

[**处方**] 生箭芪八钱、野台党参四钱、干姜四钱、当归身四钱、桂枝尖三钱、甘草二钱。

共煎汤一大盅，温服。

[**效果**] 将药连服三剂，气息已顺，而兼有短气之时，周身已不发冷，唯晚间睡时仍须厚覆，饮食能消化，脉象亦大有起色。遂即原方去党参，将干姜、桂枝皆改用二钱，又加生怀山药八钱，俾再服数剂，以

善其后。

[说明] 心为君火，全身热力之司命，肺与心同居膈上，一系相连，血脉之循环又息息相通，是以与心相助为理，同主上焦之阳气。然此气虽在上焦，实如日丽中天，照临下土，是以其热力透至中焦，胃中之饮食因之熟腐，更透至下焦，命门之相火因之生旺，内温脏腑，外暖周身，实赖此阳气为布护宣通也。特是，心与肺皆在胸中大气包举之中，其布护宣通之原动力，实又赖于大气。此证心肺之阳本虚，向赖大气为之保护，故犹可支持，迨大气陷而失其保护，遂致虚寒之象顿呈。此方以升补胸中大气为主，以培养心肺之阳为辅，病药针芥相投，是以服之辄能奏效也。(《医学衷中参西录·气病门·大气下陷身冷》)

○ 一妇人，年三十许。胸中满闷，不能饮食。医者纯用开破之药数剂，忽发寒热，脉变为迟。医者见脉迟，又兼寒热，方中加黄芪、桂枝、干姜各数钱，而仍多用破气之药。购药未服，愚应其邻家延请，适至其村，病家求为诊视，其脉迟而且弱。问其呼吸觉短气乎？答曰：今于服药数剂后，新添此证。知其胸中大气因服破气之药下陷。时医者在座，不便另为疏方，遂谓医曰：子方中所加之药，极为对症，然此对其胸中大气下陷，破气药分毫不可再用。遂单将所加之黄芪、桂枝、干姜煎服。寒热顿已，呼吸亦觉畅舒。后医者即方略为加减，又服数剂痊愈。(《医学衷中参西录·治大气下陷方·升陷汤》)

○ 一妇人，因临盆努力过甚，产后数日，胁下作疼，又十余日，更发寒热。其翁知医，投以生化汤两剂，病大见愈。迟数日，寒热又作。遂延他医调治，以为产后瘀血为恙，又兼受寒，于活血化瘀药中，重加干姜。数剂后，寒热益甚，连连饮水，不能解渴。时当仲夏，身热如炙，又复严裹厚被，略以展动即觉冷气侵肤。后愚诊视，左脉沉细欲无，右脉沉紧，皆有数象。知其大气下陷，又为热药所伤也。其从前服生化汤觉轻者，全得川芎升提之力也。治以升陷汤（生箭芪六钱、知母三钱、柴胡一钱五分、桔梗一钱五分、升麻一钱。主治胸中大气下陷，气短不足以息；或努力呼吸，有似乎喘；或气息将停，危在顷刻。编者注），将方中知母改用八钱，又加玄参六钱，一剂而寒热已，亦不作渴。从前两日不食，至此遂能饮食。唯胁下微疼，继服拙拟理郁升陷汤［生黄芪六钱、知母三钱、当归身三钱、桂枝尖钱半、柴胡钱半、乳香（不去油）三钱、没药（不去油）三钱。主治胸中大气下陷，又兼气分郁结，经络湮淤者。编者注］，二剂痊愈。

按：产后虽有实热，若非寒温外感之热，忌用知母而不忌用玄参，以玄参原为治产乳之药，《本经》有明文也。此证虽得之产后，时已逾月，故敢放胆重用知母。

或问：紧为受寒之脉，故《伤寒》麻黄汤证其脉必紧。此证既为热药所伤，何以其右脉沉紧？答曰：脉沉紧者，其脉沉而有力也。夫有力当作洪象，此证因大气下陷，虽内有实热，不能鼓脉作起伏之势，故不为洪而为紧，且为沉紧也。其独见于右部者，以所服干姜之热，胃先受之也。

按：脉无起伏为弦，弦而有力，即紧脉也。若但弦，则为寒矣。仲景平脉篇谓"双弦者寒，偏弦者饮"，究之饮为稀涎，亦多系因寒而成也。（《医学衷中参西录·治大气下陷方·升陷汤》）

○一人，年五十余。大怒之后，下痢月余始愈。自此胸中常觉满闷，饮食不能消化。数次延医服药，不外通利气分之品，即间有温补脾胃者，亦必杂以破气之药，愈服病愈增重。后愚诊视，其脉沉细微弱，至数甚迟。询其心中，常有觉凉之时，知其胸中大气下陷，兼上焦阳分虚损也。遂投以此汤（回阳升陷汤，组成与主治见上一章，编者注），十剂痊愈。后因怒，病又反复，医者即愚方加厚朴二钱，服后少腹下坠作疼，彻夜不能寐，复求为诊治，仍投以原方而愈。（《医学衷中参西录·治大气下陷方·回阳升陷汤》）

○邑六间房庄王氏女，年二十余，心中寒凉，饮食减少，延医服药，年余无效，且益羸瘦。后愚诊视，其左脉微弱不起，断为肝虚证。其父知医，疑而问曰：向延医诊治，皆言脾胃虚弱，相火衰损，故所用之方皆健脾养胃，补助相火，曾未有言及肝虚者，先生独言肝虚，但因左脉之微弱乎？抑别有所见而云然乎？答曰：肝脏之位置虽居于右，而其气化实先行于左，试问病人，其左半身必觉有不及右半身处，是其明征也。询之，果觉坐时左半身下坠，卧时不敢向左侧，其父方信愚言，求为疏方。遂用生黄芪八钱，柴胡、川芎各一钱，干姜三钱，煎汤饮下，须臾左侧即可安卧，又服数剂，诸病皆愈（《医学衷中参西录·治大气下陷方·醒脾升陷汤》也录有本案，编者注）。（《医学衷中参西录·黄芪解》）

痹　证

○ 湖北医兵张某，患历节风证，西医名偻麻质斯，服其药年余无效，步履艰难，天未凉即着皮裤。诊其脉，浮数有力，知为经络虚而有热之象。遂用痿废门加味黄芪五物汤（组成与主治见上一章，编者注），遵注热者加知母又加生薏米、鲜桑枝、牛膝、木通。服一剂觉轻减，三剂离杖，五剂痊愈。

近年用此方治痛风、历节证，愈者甚多。若无热者，即用书中原方，亦甚效验（本案为他人所治，编者注）。（《医学衷中参西录·宗弟相臣来函》）

○ 赵晴初曰：族侄柏堂，二十一岁时，酒后寐中受风，遍身肌肤麻痹，搔之不知疼痒，饮食如常。时淮阴吴鞠通适寓伊家，投以桂枝汤，桂枝五钱、白芍四钱、甘草三钱、生姜三片、大枣两枚，水三杯，煎二杯，先服一杯，得汗止后服，不汗再服。并嘱弗夜膳，临睡腹觉饥，服药一杯，须臾啜热稀粥一碗，覆被取汗。柏堂如其法，只一服，便由头面至足，遍身漐漐得微汗，汗到处以手搔之，辄知疼痒，次日病若失。

观此医案，知欲用桂枝汤原方发汗者，必须啜粥，若不啜粥，即能发汗，恐亦无此功效（本案为他人所治，编者注）。(《医学衷中参西录·治伤寒方·加味桂枝代粥汤》)

○ 又族兄泰，年三十余，素强壮无病。壬戌中秋，因在田间掘壑，劳苦过甚，自觉气力不支，即在壑中吃烟休息，少缓须臾又复力作。至晚归家时，途中步行，觉两腿酸木不仁。及至夜间，两腿抽疼甚剧。适生在里，其弟扣门求为往治。诊其脉，迟滞而细，号呼不已，气逆不顺，身冷，小溲不利。

遂用《衷中参西录》活络效灵丹（当归五钱、丹参五钱、生明乳香五钱、生明没药五钱。上药四味作汤服。若为散，一剂分作四次服，温酒送下。主治气血凝滞，疯癖癥瘕，心腹疼痛，腿疼臂疼，内外疮疡，一切脏腑积聚，经络湮淤。编者注）方，加白芍三钱，桂枝尖二钱，生姜三片。一剂腿疼大减，小便即利，身冷亦退。再剂，霍然痊愈（本案为他人所治，编者注）。(《医学衷中参西录·相臣哲嗣毅武来函》)

○ 有人因寝凉炕之上，其右腿外侧时常觉凉，且有时疼痛，用多方治之不效。语以此方（姜胶膏，组成与主治见上一章，编者注），贴至二十日痊愈。(《医学衷中参西录·治肢体痿废方·姜胶膏》)

痿　证

○ 又有人常在寒水中捕鱼，为寒水所伤。自膝下被水浸处皆麻木，抑搔不知疼痒，渐觉行动乏力。语以此方（姜胶膏，组成与主治见上一章，编者注），俾用长条布摊药膏缠于腿上，其足跗、足底皆贴以此膏，亦数换而愈。

盖此等证心中无病，原宜外治。鲜姜之辛辣开通，热而能散；故能温暖肌肉，深透筋骨，以除其凝寒痼冷，而涣然若冰释也。用水胶者，借其黏滞之力，然后可熬之成膏。若证因受风而得者，拟用细辛细末掺

于膏药之中，或用他祛风猛悍之药掺于其中，其奏效当更捷也。（《医学衷中参西录·治肢体痿废方·姜胶膏》）

疟 病

○ 曾治一人，疟间日一发，热时若燔，即不发疟之日，亦觉心中发热，舌燥口干，脉象弦长（凡疟脉皆弦）重按甚实，知其阳明火盛也。投以大剂白虎汤，加柴胡三钱。服后顿觉心中清爽，翌晨疟即未发。又煎前剂之半，加生姜三钱，服之而愈。（《医学衷中参西录·治疟疾方·加味小柴胡汤》）

○ 疟疾虽在少阳，而阳明兼有实热者，亦宜重用生石膏。曾治邻村李酿泉，年四十许，疟疾间日一发，热时若燔，即不发之日亦觉表里俱热，舌燥口干，脉象弦长，重按甚实。此少阳邪盛，阳明热盛，疟而兼温之脉也。投以大剂白虎汤加柴胡三钱，服后顿觉清爽。翌晨疟即未发，又煎服前剂之半，加生姜三钱，温、疟从此皆愈。至脉象虽不至甚实，而按之有力，常觉发热懒食者，愚皆于治疟剂中，加生石膏两许以清之，亦莫不随手奏效也。（《医学衷中参西录·石膏解》）

○ 天津鼓楼东，徐姓媪，年近五旬，于季夏得疟疾。

［病因］勤俭持家，中馈事多躬操，且宅旁设有面粉庄，其饭亦由家出，劳而兼暑，遂至病疟。

［证候］其病间日一发，先冷后热，其冷甚轻，其热甚剧。恶心懒食，心中时常发热，思食凉物。其脉左部弦硬，右部洪实。大便干燥，小便赤涩，屡次服药无效。

［诊断］此乃肝胆伏有疟邪，胃腑郁有暑热，暑热疟邪相并而为寒热往来，然寒少热多，此方书所谓阳明热疟也。宜祛其肝胆之邪，兼清其胃腑之热。

［处方］生石膏（研细）一两。

均分作三包，其未发疟之日，头午用柴胡二钱煎汤送服一包，隔半日许再用开水送服一包，至次日前发疟五小时，再用生姜三钱煎汤送服一包。

［效果］将药按期服完后，疟疾即愈，心中发热、懒食亦愈。盖石膏善清胃热，兼能清肝胆之热，初次用柴胡煎汤送服者，所以和解少阳之邪也。至三次用生姜煎汤送服者，是防其疟疾将发与太阳相并而生寒也。(《医学衷中参西录·疟疾门·疟疾兼暑热》)

○ 吴元跻，天津华新纺纱厂理事，常州人，年三十二岁，于仲秋病疟久不愈。

［病因］厂中作工，歇人不歇机器，轮流恒有夜班。暑热之时，彻夜不眠，辛苦有火，多食凉物，入秋遂发疟疾。

［证候］其疟初发时，寒热皆剧，服西药金鸡纳霜治愈。旬日疟复发如前，又服金鸡纳霜治愈。七八日疟又发，寒轻热重，服金鸡纳霜不愈，服中药治疟汤剂亦不愈，迁延旬余，始求为诊治。自言疟作时发热固重，即不发疟之日身亦觉热，其脉左右皆弦而无力，数逾五至，知其阴分阳分俱虚，而阴分之虚尤甚也。此当培养其气血而以治疟之药辅之。

［处方］玄参一两、知母六钱、天冬六钱、潞参三钱、何首乌三钱、炙鳖甲三钱、常山（酒炒）钱半、柴胡钱半、茵陈钱半、生姜三钱、大枣（擘开）三个。

此方于发疟之前一夕煎服，翌晨煎渣再服，又于发疟之前四点钟，送服西药盐酸奎宁（即金鸡纳霜以盐酸制者）半瓦。

［效果］将药如法服之，一剂疟即不发。而有时身犹觉热，脉象犹数，知其阴分犹虚也。俾用玄参、生怀山药各一两，生姜三片，大枣三枚，同煎服，以服至身不发热时停服。(《医学衷中参西录·疟疾门·疟疾兼阴虚》)

○ 刘星垣，天津津浦路机械厂中工师，年三十二岁，于季秋患疟又兼下痢。

[病因] 因军事繁多，需车孔亟，机轮坏处，须得急速收拾，忙时恒彻夜不眠，劳苦过甚，遂至下痢，继又病疟。

[证候] 其痢赤白参半，一昼夜十余次，下坠腹疼，其疟间日一发，寒轻热重，其脉左右皆有弦象，而左关独弦而有力。

[诊断] 此证之脉，左右皆弦者，病疟之脉，大抵如此。其左关独弦而有力者，其病根在肝胆也，为肝胆有外受之邪，是以脉现弦象。而病疟，为其所受之邪为外感之热邪，是以左关脉象弦而有力，其热下迫肠中而下痢。拟清肝胆之热，散其外感之邪，则疟痢庶可同愈。

[处方] 生杭芍一两、山楂片三钱、茵陈二钱、生麦芽二钱、柴胡钱半、常山（酒炒）钱半、草果（捣碎）钱半、黄芩钱半、甘草二钱、生姜三片。

煎汤一大盅，于不发疟之日晚间服之，翌晨煎渣再服一次。

[效果] 将药如法服后，疟痢皆愈。又为开生怀山药一两，生杭芍三钱，黄色生鸡内金一钱，俾日煎服一剂，以滋阴培气化瘀，连服数日以善其后。（《医学衷中参西录·疟疾门·疟痢兼证》）

霍　乱

○ 又天津医友鲍云卿曰："余遇纯阴霍乱，分毫不觉热者，恒用大块生姜切成方片，密排脐上两层，抟艾绒如枣大灸之，其吐泻转筋可立止。"（《医学衷中参西录·论霍乱治法》）

中　毒

○ 有兄弟二人，其兄年近六旬，弟五十余。冬日畏寒，共处一小室中，炽其煤火，复严其户牖。至春初，二人皆觉胸中满闷，呼吸短气。盖因户牖不通外气，屋中氧气全被煤火着尽，胸中大气既乏氧气之助，又兼受炭气之伤，日久必然虚陷，所以呼吸短气也。因自觉满闷，医者不知病因，竟投以开破之药。迨开破益觉满闷，转以为药力未到，而益开破之。数剂之后，其兄因误治，竟至不起。其弟服药亦增剧，而犹可支持，遂延愚诊视。其脉微弱而迟，右部尤甚，自言心中发凉，少腹下坠作疼，呼吸甚觉努力。知其胸中大气下陷已剧，遂投以升陷汤〔生箭芪六钱、知母三钱、柴胡一钱五分、桔梗一钱五分、升麻一钱。气分虚极下陷者，酌加人参数钱，或再加山萸肉（去净核）数钱，以收敛气分之耗散，使升者不至复陷更佳。若大气下陷过甚，至少腹下坠，或更作疼者，宜将升麻改用钱半，或倍作二钱。主治胸中大气下陷，气短不足以息，或努力呼吸，有似乎喘；或气息将停，危在顷刻。编者注〕，升麻改用二钱，去知母，加干姜三钱。两剂，少腹即不下坠，呼吸亦顺。将方中升麻、柴胡、桔梗皆改用一钱，连服数剂而愈。

其处塾中教员黄鑫生，沧州博雅士也。闻愚论大气下陷之理，以为闻所未闻。遂将所用之方，录十余纸，详加诠解，遍寄其处之业医者。

或曰：室中有炉火，亦冬日卫生之道，据此案观之，炉火不可令旺乎？答曰：非也。按化学之理，炉火旺，则所出之气为氧二分碳一分，于人无损。若不旺，则所出之气为碳氧参半，转有损于人。是屋中炉火之热，固不可过度，然不可不旺也。特是火非氧气不着，人之呼吸，亦须臾不能离氧气。唯户牖能通外气，俾屋中之氧气，足供炉火与人呼吸之用而有余，人处其间，始能无病。不但此也，西人讲卫生者，恒移置病人于空气最佳之处。且细审其地点之空气，俾与所受之病，各有所宜，则病人居之，自易调治。吾中华卫生之道不讲，一有疾病，恐体弱不能禁风，必先致慎户牖，稍冷更炽其炉火，厚其帏幕。遇有急证险证，眷属戚友，更多卫侍看护，致令一室之中，皆碳气熏蒸，无病者且将有病，有病者何以能愈。是以愚生平临证，见病人之室安置失宜，必恳切告之。至无论有病无病，睡时喜以被蒙头，尤非所宜。试观中碳气者，其人恒昏不知人，气息欲无，急移置当风之处，得呼吸新鲜之空气，即渐苏醒，不可悟卫生之理乎。(《医学衷中参西录·治大气下陷方·升陷汤》)

第二节　妇科医案

带　下　病

○ 一妇人，年二十余，患白带甚剧，医治年余不愈。后愚诊视，脉甚微弱。自言下焦凉甚，遂用此方（清带汤，组成与主治见上一章，编者注），加干姜六钱，鹿角霜三钱，连服十剂痊愈。(《医学衷中参西录·治女科方·清带汤》)

○ 邑北境大仁村刘氏妇，年二十余，身体羸弱，心中常觉寒凉，下白带甚剧，屡治不效，脉甚细弱，左部尤甚。投以生黄芪、生牡蛎各八钱，干姜、白术、当归各四钱，甘草二钱，数剂痊愈。盖此证因肝气太虚，肝中所寄之相火亦虚，因而气化下陷，湿寒下注而为白带。故重用黄芪以补肝气，干姜以助相火，白术扶土以胜湿，牡蛎收涩以固下，更加以当归之温滑，与黄芪并用，则气血双补，且不至有收涩太过之弊（在下者因而竭之），甘草之甘缓，与干姜并用，则热力绵长，又不至有过热僭上之患，所以服之有捷效也。(《医学衷中参西录·黄芪解》)

○ 又治本邑一少妇，累年多病，身形羸弱，继又下白带甚剧，屡经医治不效。诊其脉迟弱无力，自觉下焦凉甚，治以清带汤（组成与主治见上一章，编者注），为加干姜六钱、鹿角胶三钱、炙甘草三钱，连服十剂痊愈。统以上经验观之，则海螵蛸、茜草之治带下不又确有把握哉。至其能消癥瘕与否，因未尝单重用之，实犹欠此经验而不敢遽定也。
(《医学衷中参西录·海螵蛸、茜草解》)

产后温病

○ 天津一区，李氏妇，年二十七岁，于中秋节后得温病。

[**病因**] 产后六日，更衣入厕，受风。

[**证候**] 自厕返后，觉周身发冷，更数小时，冷已又复发热，自用生姜、红糖煎汤乘热饮之，周身得汗稍愈，至汗解而其热如故。迁延两日热益盛，心中烦躁作渴。急延愚为诊视，见其满面火色，且微喘，诊其脉象洪实，右部尤甚，一分钟九十三至。舌苔满布白而微黄，大便自病后未行。

[**诊断**] 此乃产后阴虚生内热，略为外感拘束而即成温病也。其心中烦躁而渴者，因产后肾阴虚损，不能上达舌本，且不能与心火相济也。其微喘者，因肾虚不能纳气也。其舌苔白而微黄者，热已入阳明之腑也。其脉洪实兼数者，此阳明腑热已实，又有阴虚之象也。宜治以白虎加人参汤，更少为变通之，方于产后无碍。

[**处方**] 生石膏（捣细）三两、野台参四钱、玄参一两、生怀山药八钱、甘草三钱。

共煎汤三盅，分三次温饮下。

[**方解**] 按：此方即白虎加人参汤，以玄参代知母，生山药代粳米也。《伤寒》书中用白虎汤之定例，汗吐下后加人参，以其虚也。渴者加人参以其津液不上潮也，至产后则虚之尤虚，且又作渴，其宜加人参明矣。至以玄参代知母者，因玄参《本经》原谓其治产乳余疾也。以生山药代粳米者，因山药之甘温既能代粳米和胃，而其所含多量之蛋白质，更能补益产后者之肾虚也。如此变通，其方虽在产后用之，可毫无妨碍，况石膏《本经》原谓其微寒，且明载其主产乳乎。

复诊 服药一剂，热退强半，渴喘皆愈。脉象已近和平，大便犹未通下。宜大滋真阴以退其余热，而复少加补气之药佐之。诚以气旺则血易生，即真阴易复也。

［处方］玄参二钱、野党参五钱。

共煎汤两盅，分两次温饮下。

［效果］将药煎服两剂，大便通下，病遂痊愈。（《医学衷中参西录·妇女科·产后温病》）

产后发热

〇 同邑赵姓之妇，因临盆用力过甚，产后得寒热证，其家人为购生化汤二剂服之病顿愈。盖其临盆努力之时，致上焦清阳下陷，故产后遂发寒热，至服生化汤（当归、川芎、桃仁、炮干姜、甘草。编者注）而愈者，全赖川芎升举清阳之力也。

旬余寒热又作，其叔父景山知医，往省视之，谓系产后瘀血为恙又兼受寒，于活血化瘀药中，重加干姜。数剂后，寒热益甚，连连饮水，不能解渴。当时仲夏，身热如炙，又复严裹厚被，略以展动即觉冷气侵肤。后仆诊视，左脉沉细欲无，右脉沉紧皆有数象，知其上焦清阳之气下陷，又为热药所伤也。从前服生化汤，借川芎升举之力而暂愈，然川芎能升举清阳，实不能补助清阳之气使之充盛，是以愈而又反复也。为疏方，黄芪、玄参各六钱，知母八钱（时已弥月，故可重用凉药），柴胡、桔梗各钱半，升麻一钱，一剂而寒热已，又少为加减，服数剂痊愈。由是观之，川芎亦产后之要药也。吴鞠通、王士雄之言皆不可奉为定论。唯发热汗多者，不宜用耳。至包氏所定生化汤，大致亦顺适。唯限于四点钟内服完三剂，未免服药过多。每次冲入绍酒一两，其性过热，又能醉人，必多有不能任受者。仆于妇人产后用生化汤原方，加生怀山药数钱，其大便难者，加阿胶数钱，俾日服一剂，连服三日停止，亦必不至有产后病也。（《医学衷中参西录·诊余随笔·答王兰远问时方生化汤》）

〇 徐氏案中载有陆炳若之夫人，产后感风热瘀血未尽。医者执产后属虚寒之说，用干姜、熟地治之，汗出而身热如炭，唇燥舌紫，仍用前药。余斯日偶步田间，近炳若之居，趋迎求诊。余曰产后血枯火炽，又加风热刚燥滋腻之品，益火塞窍，凶危立见，非石膏则阳明之盛不解。遵仲景法用竹皮、石膏等药。余归而他医至，笑且非之，谓自古无产后用石膏之理。此益生平未见仲景方也，其母素信余，力主服之，一剂而醒，俾用原方再服一剂痊愈。

观徐氏此案所谓遵仲景法，用竹皮、石膏等药，非即指竹皮大丸而言乎！徐氏为清中叶名医，其遇产后外感热证，即仿用竹皮大丸，则经文中所谓乳中者，非即产后二字之代名词乎（本案为他人所治，编者注）！
（《医学衷中参西录·答王隆骧君石膏生用煅用之研究》）

癥　瘕

○ 曾治沧州贾官屯张氏妇，上焦满闷，烦躁，不能饮食，下焦板硬，月信逾两月未见，脉象左右皆弦细。仲师谓双弦者寒，偏弦者饮，脉象如此，其为上有寒饮，下有寒积无疑。其烦躁乃假象，寒饮通心肺之阳上浮也。为疏方，用干姜五钱，於白术四钱，乌附子三钱，云苓片、炙甘草各二钱，陈皮、厚朴各钱半，为其烦躁加生白芍三钱以为反佐。一剂满闷烦躁皆见愈。又服一剂能进饮食，且觉腹中凉甚，遂去芍药，将附子改用五钱，后又将干姜减半，附子加至八钱，服逾十剂，大便日行数次，多系白色冷积，汤药仍日进一剂。如此五日，冷积泻尽，大便自止。再诊其脉，见有滑象，尺部按之如珠，知系受孕，俾停药勿服。至期生子无恙。夫附子原有损胎之说，此证服附子若此之多，而胎竟安然，诚所谓"有故无殒亦无殒"者也。

又无论血瘀冷积，日服真鹿角胶四五钱（分两次炖化服之），日久亦可徐消。盖鹿角胶原能入冲任以通血脉，又能入督脉以助元阳，是以无论瘀血冷积，皆能徐为消化也（《医学衷中参西录·附子、乌头、天雄解》也录入本案，编者注）。（《医学衷中参西录·论女子癥瘕治法》）

第三节　儿科医案

伤　寒

○ 同庄张月楼，少愚八岁，一方之良医也。其初习医时，曾病少阳伤寒，寒热往来，头疼发热，心中烦而喜呕，脉象弦细，重按有力。愚为疏方调治，用柴胡四钱，黄芩、人参、甘草、半夏各三钱，大枣四枚，生姜三大片，生石膏一两，俾煎汤一大盅服之。月楼疑而问曰：此方乃小柴胡汤外加生石膏也，按原方中分量，柴胡半斤以一两折为今之三钱计之，当为二两四钱，复三分之，当为今之八钱，今方中他药皆用其原分量，独柴胡减半，且又煎成一盅服之，不复去滓重煎，其故何也？弟初习医，未明医理，愿兄明以教我也！答曰：用古人之方，原宜因证、因时，为之变通，非可胶柱鼓瑟也。此因古今气化略有不同，即人之禀赋遂略有差池，是以愚用小柴胡汤时，其分量与药味，恒有所加减。夫柴胡之性，不但升提，实原兼有发表之力，古法去滓重煎者，所以减其发表之力也。今于方中加生石膏一两以化其发表之力，即不去滓重煎，自无发表之虞，且因未经重煎，其升提之力亦分毫无损，是以只用一半，其力即能透膈上出也。放心服之，自无差谬。月楼果信用愚言，煎服一剂，诸病皆愈。(《医学衷中参西录·论小柴胡汤证》)

○ 外感痰喘，宜投以《金匮》小青龙加石膏汤。若其外感之热，已入阳明之腑，而小青龙中之麻、桂、姜、辛诸药，实不宜用。

曾治奉天同善堂中孤儿院刘小四，年八岁。孟秋患温病，医治十余日，病益加剧。表里大热，喘息迫促，脉象洪数，重按有力，知犹可治。问其大便，两日未行，投以大剂白虎汤，重用生石膏二两半，用生山药一两以代方中粳米。且为其喘息迫促，肺中伏邪，又加薄荷叶一钱

半以清之。俾煎汤两茶盅，作两次温饮下，一剂病愈强半，又服一剂痊愈。(《医学衷中参西录·石膏解》)

惊　风

○ 辽宁测量局长张孝孺君之幼孙，年四岁，得慢脾风证。

[**病因**] 秋初恣食瓜果，久则损伤脾胃，消化力减犹不知戒，中秋节后遂成慢脾风证。

[**证候**] 食饮大减，强食少许犹不能消化，医者犹投以消食开瘀之剂，脾胃益弱，浸至吐泻交作，间发抽掣，始求愚为诊视，周身肌肤灼热，其脉则微细欲无，昏睡露睛，神气虚弱。

[**诊断**] 此证因脾胃虚寒，不能熟腐水谷消化饮食，所以作吐泻。且所食之物不能融化精微以生气血，唯多成寒饮，积于胃中溢于膈上，排挤心肺之阳外出，是以周身灼热而脉转微细，此里有真寒外作假热也。其昏睡露睛者，因眼胞属脾胃，其脾胃如此虚寒，眼胞必然紧缩，是以虽睡时而眼犹微睁也。其肢体抽掣者，因气血亏损，不能上达于脑以濡润斡旋其脑髓神经(《内经》谓"上气不足，则脑为之不满"。盖血随气升，气之上升者少，血之上升亦少。可知观囟门未合之小儿，患此证者，其囟门必然下陷，此实脑为不满之明证，亦即气血不能上达之明征也)，是以神经失其常司，而肢体有时抽掣也。此当投以温暖之剂，健补脾胃以消其寒饮，诸病当自愈。

[**处方**] 赤石脂(研细)一两、生怀山药六钱、熟怀地黄六钱、焦白术三钱、乌附子二钱、广肉桂(去粗皮，后入)二钱、干姜钱半、大云苓片钱半、炙甘草二钱、高丽参(捣为粗末)钱半。

药共十味，将前九味煎汤一大盅，分多次徐徐温服，每次皆送服参末少许。

[**方解**] 方中重用赤石脂者，为其在上能镇呕吐，在下能止泄泻也。

人参为末送服者，因以治吐泻丸散优于汤剂，盖因丸散之渣滓能留恋于肠胃也。

[**效果**] 将药服完一剂，呕吐已止，泻愈强半，抽掣不复作，灼热亦大轻减，遂将干姜减去，白术改用四钱，再服一剂，其泻亦止。又即原方将附子减半，再加大甘枸杞五钱，服两剂病遂痊愈。

[**说明**] 按：此证若呕吐过甚者，当先用《福幼编》逐寒荡惊汤开其寒饮，然后能受他药，而此证呕吐原不甚剧，是以未用。(《医学衷中参西录·痫痉癫狂门·慢脾风》)

○ 辽宁省公署科员侯寿平之幼子，年七岁，于季秋得慢脾风证。

[**病因**] 秋初病疟月余方愈，愈后觉左胁下痞硬，又屡服消瘀之品，致脾胃虚寒不能化食，浸至吐泻交作，兼发抽掣。

[**证候**] 日昳潮热，两颧发红，昏睡露睛，手足时作抽掣，剧时督脉紧而头向后仰（俗名角弓反张），无论饮食药物服后半点钟即吐出，且带出痰涎若干，时作泄泻，其脉象细数无力。

[**诊断**] 疟为肝胆所受之邪，木病侮土，是以久病疟者多伤脾胃。此证从前之左胁下痞硬，脾因受伤作胀也。而又多次服消导开破之品，则中焦气化愈伤，以致寒痰留饮积满上溢，迫激其心肺之阳上浮则面红，外越而身热，而其病本实则凉也。其不受饮食者，为寒痰所阻也；其兼泄泻者，下焦之气化不固也；其手足抽掣者，血虚不能荣筋养肝，则肝风内动而筋紧缩也；抽掣剧时头向后仰者，不但督脉因寒紧缩，且以督脉与神经相连，督脉病而脑髓神经亦病，是以改其常度而妄行也。拟先用《福幼编》逐寒荡惊汤开其寒痰，俾其能进饮食斯为要务。

[**处方**] 胡椒一钱、干姜一钱、肉桂一钱、丁香（十粒，四味共捣成粗渣）、高丽参一钱、甘草一钱。

先用灶心土三两煮汤澄清，以之代水，先煎人参、甘草七八沸，再入前四味同煎三四沸，取清汤八分杯，徐徐灌之。

此方即逐寒荡惊汤原方（组成与主治见上一章，编者注）加人参、甘草也。原方干姜原系炮用，然炮之则其气轻浮，辣变为苦，其开通下达之力顿减，是以不如生者。特是生用之则苦辣过甚，故加甘草和之，且能逗留干姜之力使绵长也。又加人参者，欲以补助胸中大气以运化诸药之力，仲师所谓大气一转，其气（即痰饮）乃散也。又此方原以胡椒为主，若遇寒痰过甚者，可用至钱半。又此物在药房中原系备药，陈久则力减，宜向食料铺中买之。

复诊 将药服后呕吐即止，抽掣亦愈，而潮热、泄泻亦似轻减，拟继用《福幼编》中加味理中地黄汤，略为加减俾服之。

[**处方**] 熟怀地黄五钱、生怀山药五钱、焦白术三钱、大甘枸杞三钱、野党参二钱、炙箭芪二钱、干姜二钱、生杭芍二钱、净萸肉二钱、肉桂（后入）一钱、红枣（掰开）三枚、炙甘草一钱、胡桃（用仁，捣碎）一个。

共煎汤一大盅，分多次徐徐温服下。

[**方解**] 此方之药为温热并用之剂，热以补阳，温以滋阴，病本寒凉是以药宜温热，而独杂以性凉之芍药者，因此证凉在脾胃，不在肝胆，若但知暖其脾胃，不知凉其肝胆，则肝胆因服热药而生火，或更激动其所寄之相火，以致小便因之不利，其大便必益泄泻，芍药能凉肝胆，尤善利小便，且尤善敛阳气之浮越以退潮热，是以方中特加之也。

《福幼编》此方干姜亦系炮用，前方中之干姜变炮为生，以生者善止呕吐也。今呕吐已止，而干姜复生用者，诚以方中药多滞腻，犹恐因之生痰，以干姜生用之苦辣者开通之，则滞腻可化，而干姜苦辣过甚之性，即可因与滞腻之药并用而变为缓和，此药性之相合而化，亦即相得益彰也。

又此方原亦用灶心土煎汤以之代水煎药，而此时呕吐已止，故可不用。然须知灶心土含碱质甚多，凡柴中有碱质者烧余其碱多归灶心土，是以其所煮之汤苦咸，甚难下咽，愚即用时恒以灶坑红土代之。且灶心土一名伏龙肝，而雷敩谓用此土勿误用灶下土，宜用灶额中赤土，此与灶坑中红土无异，愚从前原未见其说，后得见之，自喜拙见与古暗合也。

[**效果**] 将药连服两剂，潮热与泄泻皆愈，脉象亦较前有力。遂去白术，将干姜改用一钱，又服两剂痊愈。(《医学衷中参西录·痫痉癫狂门·慢脾风》)

○ 又奉天省长公署科长侯寿平之哲嗣，年五岁，因服凉泻之药太过，致成慢惊，胃寒吐泻，常常瘛疭，精神昏愦，目睛上泛，有危在顷刻之象。为处方，用熟地黄二两，生山药一两，干姜、附子、肉桂各二钱，净萸肉、野台参各三钱，煎汤一杯半，徐徐温饮下，吐泻瘛疭皆止，精神亦振，似有烦躁之意，遂去干姜加生杭芍四钱，再服一剂痊愈。(《医学衷中参西录·地黄解》)

○ 又治一未周岁小孩，食乳即吐，屡次服药亦吐出，囟门下陷，睡时露睛，将成脾风。俾其于每吃乳时，用生硫黄细末一捻，置儿口中，乳汁送下，其吐渐稀，旬日痊愈。(《医学衷中参西录·治小儿风证方·镇风汤》)

○ 愚治一六岁幼童患脾风，饮食下咽，移时即吐出，投以逐寒荡惊汤不效。因思此方当以胡椒为主药，在药房中为罕用之品，或陈而减力。伴于食料铺中另买此味，且加倍用二钱，与诸药同煎服。一剂即将寒痰冲开，可以受食。继服加味理中地黄汤，数剂痊愈。(《医学衷中参西录·论脾风治法》)

○ 族侄荫棠七八岁时，疟疾愈后，忽然吐泻交作。时霍乱盛行，其家人皆以为霍乱证。诊其脉弦细而迟，六脉皆不闭塞。愚曰：此非霍乱。吐泻带有黏涎否？其家人谓偶有带时。愚曰：此寒痰结胸，格拒饮

食，乃慢惊风将成之兆也。投以逐寒荡惊汤、加味理中地黄汤各一剂而愈。(《医学衷中参西录·治小儿风证方·镇风汤》)

○ 邻村赵姓幼男，年八岁，脾胃受伤，将成慢脾风证。

[病因] 本系农家，田园种瓜看守其间，至秋日瓜熟，饥恒食瓜当饭，因之脾胃受伤，显露慢脾风朕兆。

[证候] 食后，饮食不化恒有吐时，其大便一日三四次，多带完谷，其腿有时不能行步，恒当行走之时痿坐于地，其周身偶有灼热之时，其脉左部弦细，右部虚濡，且至数兼迟。

[诊断] 此证之吐而且泻及偶痿废不能行步，皆慢脾风朕兆也。况其周身偶或灼热，而脉转弦细虚濡，至数且迟，此显系内有真寒外有假热之象。宜治以大剂温补脾胃之药，俾脾胃健旺自能消化饮食，不复作吐作泻，久之则中焦气化舒畅，周身血脉贯通，余病自愈。

[处方] 生怀山药一两、白术（炒）四钱、熟怀地黄四钱、龙眼肉四钱、干姜三钱、生鸡内金（黄色的捣）二钱、生杭芍二钱、甘草二钱。

共煎汤一大盅，分两次温服下。

复诊 将药煎服两剂，吐泻灼热皆愈，唯行走时犹偶觉腿有不利，因即原方略为加减，俾多服数剂当痊愈。

[处方] 生怀山药一两、熟怀地黄四钱、龙眼肉四钱、胡桃仁四钱、白术（炒）三钱、川续断三钱、干姜二钱、生鸡内金（黄色的捣）二钱、生杭芍钱半、甘草钱半。

共煎汤一大盅，分两次温服。

[效果] 将药煎服两剂，病遂痊愈，因切戒其勿再食生冷之物，以防病之反复。(《医学衷中参西录·痫痓癫狂门·将成慢脾风》)

○ 辛酉六月三十日，余方就诊戚家，不意长儿大新（现年十二）大泻不止，及余回家，而吐亦作矣。其脉尤紧而迟，四末微麻，头疼，身热，无汗，口渴，此伏阴而兼外感也，投以急救回生丹。此方系张寿甫先生所创，载在《医学衷中参西录》。本年暑假内余按法制有数剂，用之无不获效。小儿此证虽属伏阴，因有兼证，须兼解表，且先生谓此丹服之可温覆得汗，故与之。从此可知无论伏阴霍乱，其病初起时，可先与此丹，令其得汗以减其势，而后再分途治之可也（若但系伏阴证先与以先生所制卫生防疫宝丹更妙）。乃服药后，须臾汗出，吐泻之势亦稍缓。继与以漂苍术三钱，枳壳二钱，厚朴钱半，西砂仁、广陈皮、炙甘草、苏叶各一钱，薄荷八分，加生姜、大枣，煎汤服之，未尽剂而愈。

按：其哲嗣兼外感，所以身热口渴；若但为伏阴，初则吐泻，继则身冷、转筋、目眶塌陷，无一不与霍乱相同，唯心中不觉发热，且四肢有拘急之象耳。斯实仿佛阴证霍乱，与《伤寒论》所载之霍乱相似，故其书所载复阳消阴法即系附子理中汤。今李君于其初得，谓可治以急救回生丹［顶好朱砂一钱半、粉甘草（细末）一钱、冰片三分、薄荷冰二分。共为细末，分三次服。多半点钟服一次，开水送下，温覆得汗即愈。若初服即得汗者，后二次可徐徐服之。吐剧者，宜于甫吐后服之。编者注］，且谓若治以卫生防疫宝丹［粉甘草（细末）十两、细辛（细末）两半、香白芷（细末）一两、薄荷冰（细末）四钱、冰片（细末）三钱、顶好朱砂（细末）三两。将前五味水泛为丸，绿豆大，阴干（不宜晒），朱砂为衣，勿令余剩，务令外皮坚实、光滑，可不走味。霍乱轻者，服一百二十粒，重者服一百六十粒或二百粒，开水送下，服一次未痊愈者，可继续服至数次。编者注］更妙。盖卫生防疫宝丹，初服下觉凉，继则终归于热，因冰片、薄荷冰皆性热用凉也，况细辛、白芷原属温热之品，是以此丹之妙用，在上能清，在下能温耳。至急救回生丹，无辛、芷之热，朱砂又加重，药性似偏于凉矣，然朱砂原秉硫化合，凉中含有热性，况冰片、薄荷冰亦加多，发汗甚捷，服后无论新受之外感，久伏之邪气，皆可由汗透出。由斯观之，若果系阳证霍乱，即放胆投以急救回生丹，必能回生。若不能断其为阴为阳，即投以卫生防疫宝丹，亦无不效也。夫方自愚制，经李君发明之，而其用愈广，亦愈妙，李君真愚之益友矣。（《医学衷中参西录·论霍乱治法》）

○ 治一五岁幼童，先治以逐寒荡惊汤，可进饮食矣，而滑泻殊甚。继投以加味理中地黄汤，一日连进两剂，泄泻不止，连所服之药亦皆泻出。遂改用红高丽参大者一支，轧为细末，又用生怀山药细末六钱煮作粥，送服参末一钱强。如此日服三次，其泻遂止。翌日仍用此方，恐作胀满，又于所服粥中调入西药百布圣六分，如此服至三日，病痊愈。(《医学衷中参西录·论脾风治法》)

○ 有状类急惊，而病因实近于慢惊者。一童子，年十一二，咽喉溃烂。医者用吹喉药吹之，数日就愈。忽然身挺，四肢搐搦，不省人事，移时始醒，一日数次。诊其脉甚迟濡。询其心中，虽不觉凉，实畏食凉物。其呼吸似觉短气。时当仲夏，以童子而畏食凉，且征以脉象病情，其为寒痰凝结，瘀塞经络无疑。投以《伤寒论》白通汤（组成与主治见上一章，编者注），一剂痊愈。(《医学衷中参西录·治小儿风证方·镇风汤》)

○ 族侄荫棻六岁时，曾患此证（指惊风，编者注）。饮食下咽，胸膈格拒，须臾吐出。如此数日，昏睡露睛，身渐发热。投以逐寒荡惊汤原方，尽剂未吐。欲接服加味理中地黄汤，其吐又作。恍悟，此药取之乡间小药坊，其胡椒必陈。且只用一钱，其力亦小。遂于食料铺中，买胡椒二钱，炮姜、肉桂、丁香，仍按原方，煎服一剂。而寒痰开豁，可以受食。继服加味理中地黄汤，一剂而愈。

又方中所用灶心土，须为变更。凡草木之质，多含碱味。草木烧化，其碱味皆归灶心土中。若取其土煎汤，碱味浓厚，甚是难服，且与脾胃不宜。以灶圹内周遭火燎红色之土代之，则无碱味，其功效远胜于灶心土。(《医学衷中参西录·治小儿风证方·镇风汤》)

痿　证

○ 愚因药房半夏制皆失宜，每于仲春、季秋之时，用生半夏数斤，浸以热汤，日换一次，至旬日，将半夏剖为两瓣，再入锅中，多添凉水煮一沸，速连汤取出，盛盆中，候水凉，净晒干备用。

偶有邻村王姓童子，年十二三岁，忽晨起半身不能动转，其家贫无钱购药，赠以自制半夏，俾为末每服钱半，用生姜煎汤送下，日两次，约服二十余日，其病竟愈。盖以自制半夏辛味犹存，不但能利痰，实有开风寒湿痹之力也。(《医学衷中参西录·半夏解》)

血 证

〇 岁在壬寅，训蒙于邑北境刘仁村庄，愚之外祖家也。有学生刘玉良者，年十三岁，一日之间衄血四次，诊其脉甚和平，询其心中不觉凉热。为衄血之证，热者居多，且以童子少阳之体，时又当夏令，遂略用清凉止血之品，衄益甚，脉象亦现微弱。知其胃气因寒不降，转迫血上溢而为衄也(《内经》谓阳明厥逆，衄呕血)。投以温降汤(方载三期二卷，系干姜、白术、清半夏各三钱，生怀山药六钱，生赭石细末四钱，生杭芍、生姜各二钱，厚朴钱半)一剂即愈。(《医学衷中参西录·干姜解》)

〇 一童子，年十三岁，从愚读书。一日之间衄血四次。诊其脉甚和平，询之亦不觉凉热。为此证热者居多，且以童子少阳之体，时又当夏令，遂略用清凉止血之品，衄益甚，脉象亦现微弱，遂改用此汤(温降汤，组成与主治见上一章，编者注)，一剂而愈。(《医学衷中参西录·治吐衄方·温降汤》)

或问：此汤以温降为名，用药宜热不宜凉矣。乃既用干姜之热，复用芍药之凉，且用干姜而更用生姜者何也？答曰：脾胃与肝胆，左右对待之脏腑也。肝胆属木，中藏相火，其性恒与热药不宜。用芍药者，所以防干姜之热力入肝也。且肝为藏血之脏，得芍药之凉润者以养之，则宁谧收敛而血不妄行。更与生姜同用，且能和营卫，调经络，引血循经，此所以用干姜又用生姜也。(《医学衷中参西录·治吐衄方·温降汤》)

〇 一童子，年十三四，吐血数日不愈，其吐之时，多由于咳嗽。

诊其脉甚迟濡，右关尤甚。疑其脾胃虚寒，不能运化饮食，询之果然。盖吐血之证，多由于胃气不降。饮食不能运化，胃气即不能下降。咳嗽之证，多由于痰饮入肺。饮食迟于运化，又必多生痰饮，因痰饮而生咳嗽，因咳嗽而气之不降者，更转而上逆，此吐血之所由来也。为拟此汤（温降汤，编者注），一剂血止，数剂咳嗽亦愈。（《医学衷中参西录·治吐衄方·温降汤》）

○ 又有他学校中学生，年十四岁，吐血数日不愈。其吐血之时，多由于咳嗽，诊其脉象迟濡，右关尤甚。疑其脾胃虚寒，不能运化饮食，询之果然。盖吐血之证，多由于胃气不降，饮食不能运化，胃气即不能下降。咳嗽之证，多由于痰饮入肺。饮食迟于运化，又必多生痰饮，因痰饮而生咳嗽，因咳嗽而气之不降者，更转而上逆，此吐血之所由来也。亦投以温降汤，一剂血止，接服数剂，饮食运化，咳嗽亦愈。（《医学衷中参西录·干姜解》）

虚　损

○ 一童子，年十三四，心身俱觉寒凉，饮食不化，常常短气，无论服何热药，皆分毫不觉热。其脉微弱而迟，右部兼沉。知其心肺阳分虚损，大气又下陷也。为制此汤（回阳升陷汤，组成与主治见上一章，编者注），服五剂，短气已愈，身心亦不若从前之寒凉。遂减桂枝之半，又服数剂痊愈。俾停药，日服生硫黄分许，以善其后（服生硫黄法在第八卷）。（《医学衷中参西录·治大气下陷方·回阳升陷汤》）

喉　痹

○ 愚在籍时，有姻家刘姓童子，年逾十龄，咽喉肿疼，胸中满闷堵塞，剧时呼吸停顿，两目上翻，身躯后挺。然细审其所以呼吸停顿者，非因咽喉堵塞，实因胸膈堵塞也。诊其脉微细而迟，其心中常觉发凉，有时其凉上冲，即不能息而现目翻身挺之象。即脉审证，知系寒痰结胸无疑。其咽喉肿疼者，寒痰充溢于上焦，迫其心肺之阳上浮也。为拟方，生赭石细末一两，干姜、乌附子各三钱，厚朴、陈皮各钱半。煎服一剂，胸次顿觉开通，咽喉肿疼亦愈强半，又服两剂痊愈。(《医学衷中参西录·详论咽喉证治法》)

第四节　外科医案

斑　疹

○ 许叔微治一人，内寒外热而发斑。六脉沉细，肩背胸胁斑出数点，随出随隐，旋更发出，语言狂乱，非谵语也，肌表虽热，以手按之，须臾冷透如冰。与姜、附等药数服后，得大汗而愈。此阴毒发斑也（本案为他人所治，编者注）。(《医学衷中参西录·治瘟疫瘟疹方·青盂汤》)

○ 吴仁斋治一人，伤寒七八日，因服凉药太过，遂变身冷，手足厥逆，通身黑斑，唯心头温暖，乃伏火也。诊其六脉沉细，昏沉不知人事，亦不能言语，状似尸厥。遂用人参三白汤，加熟附子半枚，干姜二钱，水煎服下。待一时许，斑色渐红，手足渐暖。而苏醒后，复有余热不清，此伏火后作也。以黄连解毒汤、竹叶石膏汤调之而愈，此阴毒发斑中有伏阳也（本案为他人所治，编者注）。(《医学衷中参西录·治瘟疫瘟疹方·青盂汤》)

第五节　五官科医案

咽　干

○ 一少年咽喉常常发干，饮水连连不能解渴。诊其脉微弱迟濡，当系脾胃湿寒，不能健运，以致气化不升也。投以四君子汤加干姜、桂枝尖，方中白术重用两许，一剂其渴即止。(《医学衷中参西录·白术解》)

白 喉

○ 曾治一贵州人，孙抟九，年二十，肄业于奉天高等师范学校，得白喉证。屡经医治，不外《忌表抉微》诸方加减。病日增重，医者诿谓不治。后愚为诊视，其脉细弱而数，黏涎甚多，须臾满口，即得吐出。知系脾肾两虚，肾虚气化不摄，则阴火上逆，痰水上泛。而脾土虚损，又不能制之（若脾土不虚，不但能制痰水上泛，并能制阴火上逆），故其咽喉肿疼，黏涎若是之多也。投以六味地黄汤（熟地黄、牡丹皮、泽泻、山萸肉、茯苓、山药），加於术，又少加苏子。连服十剂痊愈。(《医学衷中参西录·治咽喉方·咀华清喉丹》)

咽喉之证，热者居多。然亦兼有寒者，不可不知。王洪绪曰：咽喉之间，素分毫无病，顷刻之间，或疼或闷，此系虚寒、阴火之证。用肉桂、炮姜、甘草各五分，置碗内浸以滚水，仍将碗置于滚水中，饮药一口，徐徐咽下立愈。或用乌附之片，涂以鲜蜜，火炙透至黑，取一片口含咽津，至片不甜时，再换一片，亦立愈。

按：王氏之说，咽喉陡然疼闷者，皆系因寒。然亦有因热者，或其人素有蕴热，陡然为外感所束，或劳碌过度，或暴怒过度，皆能使咽喉骤觉疼闷。斯在临证者，于其人之身体性情动作之际，细心考验，再参以脉象之虚实凉热，自无差谬。若仍恐审证不确，察其病因似寒，而尤恐病因是热，可用蜜炙附子片试含一片，以细验其病之进退亦可。(《医学衷中参西录·治咽喉方·咀华清喉丹》)